"Denn ein Brot ist's. So sind wir, die vielen, ein Leib, weil wir alle an einem Brot teilhaben"

(1. Korinther, 10.17, LU, Q.2)

Nahrung ist mehr als das reine Essen von Lebensmitteln.

- Hermann Bros.™

Erste Auflage

ISBN Taschenbuch: 978-1-964383-26-2
ISBN Gebundene Ausgabe: 978-1-964383-27-9

Veröffentlicht von

www.hermannpress.com

Hinweis des Herausgebers

Das vorliegende Buch, das erstmals 2026 veröffentlicht wurde, informiert über Methoden der Persönlichkeitsentwicklung, die auf alten Traditionen und subjektiven Erfahrungen des Autors beruhen. Wer sie anwendet, tut dies in eigener Verantwortung.
Weder Autor noch Herausgeber beabsichtigen, Diagnosen zu stellen oder therapeutische Ratschläge zu geben. Die nachstehend beschriebenen Methoden sind keinesfalls als Ersatz für professionelle therapeutische Behandlung bei psychischen oder gesundheitlichen Problemen zu verstehen.

GENIAL REISEN GESUND ESSEN

Ess-Philosophie &
76 Rezepte für unterwegs

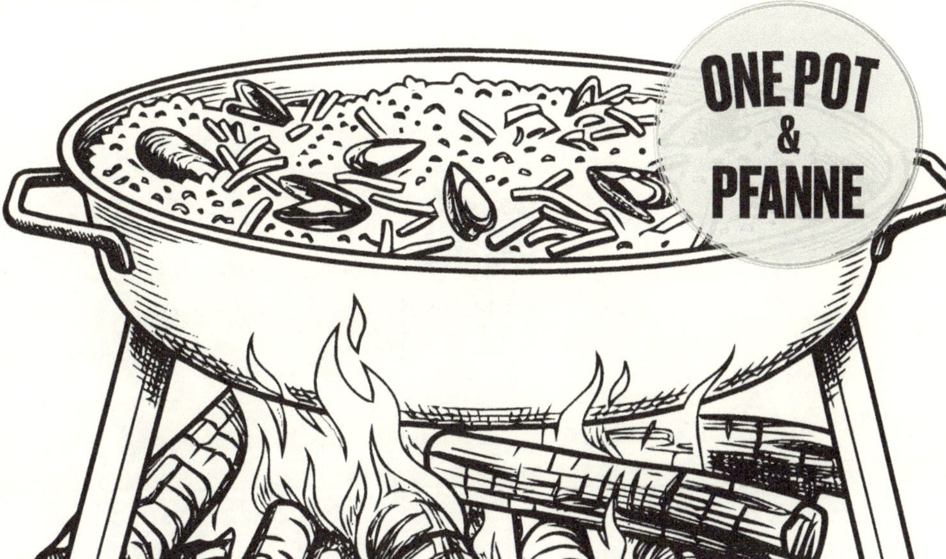

HERMANN BROS.

GENIAL REISEN™

Von den *Hermann Bros.*™ veröffentlichte Bücher aus der *Genial Reisen* Serie:

1. *Genial Reisen Kalifornien - Ihr 'Golden State' Wohnmobil und Camping Wege Kompass*

2. *Genial Reisen Gesund Essen - Ess-Philosophie & 76 Rezepte für unterwegs*

HERMANN
—PRESS—

VORWORT

∞

“So geh hin und iss dein Brot mit Freuden, trink deinen Wein mit gutem Mut; denn dein Tun hat Gott schon längst gefallen.”

Prediger, 9.7, LU, Q.2

Das Leben ist eine Reise, und der Mensch badet in der Herrlichkeit der Natur mit seinem Wachstum und Fortschritt.

Die Nahrung ist wie die Entwicklung von einem Tropfen Wasser hin zu allen Weltmeeren. Es ist das Vorherbestimmte, das vollbringende Werk des Menschen in der Natur. Ernährung ist im Grunde alles Sichtbare im Verborgenen.

Der Mensch ist Teil des vollkommenen Prinzips der lebendigen Natur. Die Schöpfung der Natur hat im Zweck und in der Bedeutung den Dienst, die Menschheit und das eine Prinzip zu entfalten.

Dies ist es, was alle Menschen vereint und verbindet.

Jeder von uns hat die Macht, die Entscheidung in sich selbst zu treffen. Die Macht der Wahl seiner Ernährungsweise, dies jedes Mal erneut bei jeder Reise.

∞

“Ich bin das lebendige Brot, das vom Himmel gekommen ist. Wer von diesem Brot isst, der wird leben in Ewigkeit. Und das Brot, das ich geben werde, ist mein Fleisch – für das Leben der Welt.”

Johannes, 6.51, LU, Q.2

Sich während des Reisens mit Akzeptanz und Demut den Umständen in wohlgesinnter Stimmung einzustellen, ist ein direkt sichtbarer Ausdruck von lebendiger Harmonie.

Es sind die geistigen Tatsachen in natürlicher Aktion, frei von Widerstand. Die Gestaltung seiner eigenen Lebensqualität im göttlichen Selbst baut sich mit jedem Moment einer getroffenen Entscheidung auf.

Es ist wie der Dominostein, welcher einmal dem Bewusstsein für Ernährung und Sinn der Nahrung den Anstoß verleiht und der Schöpfung seither im Stillen dient, bis der Tag kommt, an dem sich der letzte Stein legt.

"Wenn also der Zufall oder die Spontaneität Ursache des Himmels sein sollten, so würden doch primär Geist und Natur ursächlich sein."
Aristoteles, M11.8, S.333, Q.1

Der Mensch ist das einzige Lebewesen auf Erden, das mit Wissen von Körper, Geist und Seele sich selbst imstande ist zu erfassen und jeden anderen in sich zu erkennen.

Nur der Mensch kann sich an jedem Punkt der Erde hinbewegen und mit *Gott* im Einklang sein, dies weit über den Himmel und das Sichtbare hinaus.

Gesundheit und Vitalität liegen jedem am Herzen, und besonders auf Reisen sind sie bei den meisten Menschen Ausdruck von Lebensfreude.

Es ist der Genuss und die spürbare Lebensqualität, die jeder sich wie die eigenen Gedanken erbauen und vollbringen kann.

∞

Ein Aspekt liegt in der Zubereitung und Verwertung von natürlichen, unverarbeiteten Lebensmitteln, zum einen um das Abenteuer- und Reiseerlebnis im Genuss aufzuwerten und auch dem Schöpfer für diese wertvolle Nahrung zu danken.

Die wahre Kraft und Vielfalt eines Lebensmittels, welche besonders bei der Veredelung mit bestimmten Methoden oder Stoffen stattfindet, ist unersetzlich als Erfahrung.

Die in der Gestaltung aus Vorstellung und Theorie entfaltet gewonnene Einbringung von Salz und wertvollen Pflanzen in die Praxis mit einfacher Anwendbarkeit ist ein wichtiges Anliegen der *Hermann Bros.*™

Eine hoch bioaktive, nährstoffreiche Lebensweise zu kreieren und sich ausgewogen und vollwertig zu ernähren, ist im *Hermann Bros™ Gesund-Essen-Kompass* einfach veranschaulicht.

Die Prozesse und Strukturen gezielt in den Alltag einbinden, wie eine Mehrfachsteckdose, die einmal eingesteckt dauerhaft Mehrwert durch Möglichkeiten bietet.

Es ist das bereits hochwertvolle Lebensmittel, welches mit einfachen Mitteln zu einem echten Heilmittel für den Körper werden kann. Zudem bieten diese veredelten Lebensmittel die Möglichkeit, sich einem Vorrat und eine Auswahl an verschiedenen Heilmitteln herzustellen und aufzubauen.

Diese besonderen Lebensmittel kann man dann einmal hergestellt langfristig anwenden und dauerhaft im Alltag kultivieren.

Dies ist auch unterwegs auf Reisen mit zahlreichen einfachen Vorteilen verbunden, wenn man einen Vorratsschrank mit eingelegten und *fermentierten Produkten* hat, die unbegrenzt haltbar sind.

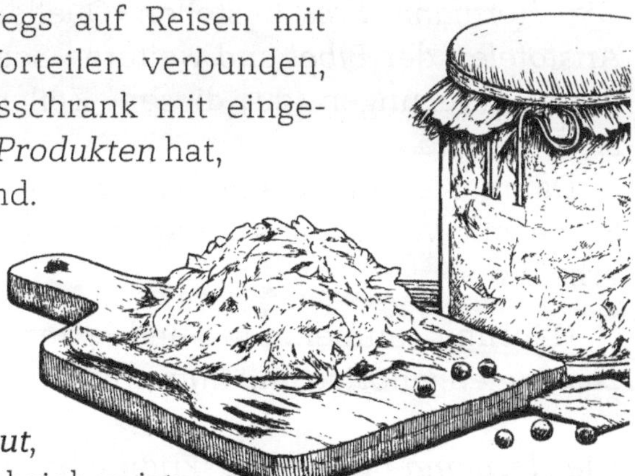

Jeder, der sein Leben aufwerten will, kann dies einfach beginnen mit dem ersten selbstgemachten *Glas Sauerkraut*, das im *Teil 2* genauer beschrieben ist.

Diese Maßnahmen stellen mit kleiner, einfacher Vorbereitung die Weichen, um daraufhin um einen echten Mehrwert an Lebensqualität zu gewinnen.

Dies wertet jedes Erlebnis mit Erfahrung auf und stellt einen wahren Gewinn im Erleben dar. Gesunde und weiterverarbeitete Lebensmittel gehören zum heutigen entwickelten Leben, ebenso wie Reisen und Bewegung ein Teil der gemeinsamen Identität aller Menschen sind.

WAS SIE ERWARTET

∞

“Denn der Mensch zeugt einen Menschen, der Einzelne den Einzelnen. In gleicher Weise verhält es sich auch bei den Kunstfertigkeiten; denn die Arztkunst ist die Bestimmung der Gesundheit.”

Aristoteles, M12.3, S.354, Q.1

Von Menschen weitergegebenes Wissen und Erfahrung sind das Fundament der heutigen Menschheit im Zeitgeist der Gegenwart.

Wir können einander alles mitteilen und die Menschheit im Fortschritt ihrer Leistungen unterstützen.

Die *Hermann Bros.™* stellen Quellen mit Ausschnitten von *Aristoteles*, der *Bibel* und weiteren Schriften hier dar, um Ihnen auch Anregungen zu diesen Zeilen zu geben, die Ihnen sichtbar sind.

Damit Sie eine Vorstellung von Nahrung im ganzheitlichen Sinne mit Wissen aus heiligen Schriften von der Menschheit erhalten.

Nahrung aufnehmen und ganz Mensch sein ist eine zusammengehörige und untrennbare Tatsache im Dasein.

Die *Hermann Bros.™* Redaktion gibt im *Teil 1* eine Einführung in die Philosophie der menschlichen Ernährung mit Wissen aus vielen Schriften und Erfahrungen.

In dieser vorgestellten Ernährungsphilosophie von Reisenden für Reisende und alle Menschen in Bewegung stellt die *Hermann Bros.™* Redaktion Ihnen einen *Unterwegs-Essen-Kompass* vor und veranschaulicht fundamentale Aspekte, damit Sie jederzeit den besten Überblick mit den wichtigsten Informationen griffbereit haben.

Traditionelle Verarbeitungsmethoden, essentielle Reisetipps zur Lagerung und die besten Lebensmittel, die man unterwegs bei kurzen Trips und langen Reisen mitführen sollte.

Damit mindestens so geschmackvoll wie die Sahne auf der Schwarzwälder Kirschtorte, ist dieser eine Genuss wahrlich das Ihrige Niveau und der Status quo auf jeder Ihrer Reisen.

∞

“Die Formen, die Eigenschaften und der Ort, auf die hin das Bewegte bewegt wird, sind unbeweglich, wie etwa Wissenschaft und Wärme; nicht die Wärme ist Bewegung, sondern die Erwärmung.”

Aristoteles, M11.11, S.341, Q.1

Die Möglichkeiten, welche die Redaktion Ihnen vorstellt, um Ihre Nahrung frisch, haltbar und richtig zu konservieren, sind uralt und haben sich auf der Welt über Generationen etabliert.

Sie sind vielfältig und haben sich in der heutigen Zeit sowie bereits über viele Jahrtausende der Menschheitsgeschichte bewährt.

Die *Methoden* sind ebenfalls gut zu Hause nachzumachen sowie im Alltag einfach anzuwenden. Sie können direkt an Ort und Stelle bereits die heimischen Lebensmittel sowie kulinarischen Genuss in jeder Speise zaubern.

Einfache Methoden mit kleinem Aufwand und ohne Werkzeuge außer den direkt verfügbaren aus der Natur, ebenso wie Hände oder einem Urwerkzeug wie dem klassischen Messer aus einem Stein, etwa *Obsidian*.

WISSEN UND ERFAHRUNG

∞

Einen Überblick über ***praktisches Wissen***, ***natürliches Veredeln*** sowie ***Konservieren*** finden Sie ebenfalls im *Gesund-Essen-Kompass-Schaubild* der *Hermann Bros.™* Redaktion. Sie gehen mit diesem Wissen bestens vorbereitet in jedes Reiseabenteuer. Die immer unterwegs anwendbaren Methoden sind kinderleicht umzusetzen und werten Ihre Lebensmittel garantiert immer auf. Zudem haben Sie bei jedem sich bietenden Abenteuer kulinarisch stets ein Ass im Ärmel.

Im Schlussteil finden Sie zudem die allseits bewährte und einfache *Hausmannskost*, mit *traditionellen, vegetarischen* und *rein pflanzlichen Rezepten.*

Diese sind zum einfachen Nachkochen gedacht und vor allem beim Reisen immer gut mit dabei zu haben.

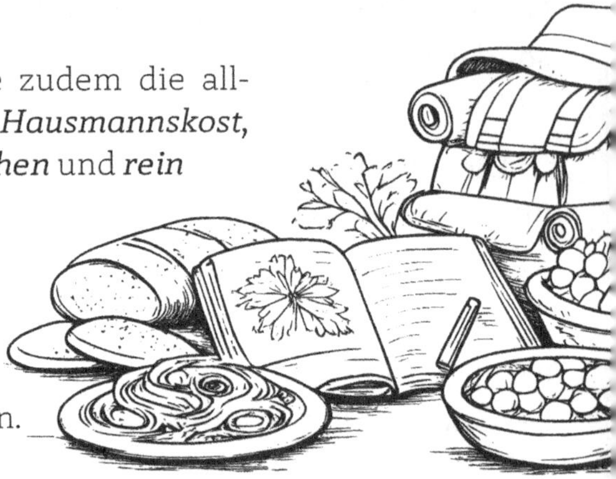

“Denn die Heilkunst ist in gewissem Sinne Gesundheit und die Baukunst Form des Hauses, und der Mensch erzeugt den Menschen.”

Aristoteles, M12.4, S.356, Q.1

Die leichte und dauerhafte Umsetzbarkeit in jeder Lebenssituation hebt noch einmal die Bedeutung gewisser Lebensmittel hervor und zeichnet sie besonders aus.

Eine hochwertige Ernährungsweise ist beim Reisen und insbesondere im Camping oft eine Herausforderung und gestaltet sich in der Praxis teils schwieriger als gedacht.

EINFACH KOMPAKT

∞

Hier kann man mit einfachen Methoden aus dem hier vorliegenden Reisewissen, mit kurzer Vorbereitung und ein wenig Aufwand, einen kulinarischen Genuss und Mehrwert an Lebensqualität gewinnen.

Auch ein spontaner Restaurantaufenthalt während des Reisens kann jedes Mal ein Erlebnis der besonderen Art werden.

Mit wenigen, einfach umsetzbaren Tipps kann man seine Reise in dieser Gesamterfahrung aus den eigenen Erlebnissen sichtbar und spürbar aufwerten, ganz gleich an welchem Ort.

∞

"...denn alles verändert sich aus einem Gegensatz heraus, wie etwa aus Warmem Kaltes."

Aristoteles, M11.10, S.339, Q.1

Die *Hermann Bros.™* stellen Ihnen ein bewährtes Fundament aus sehr wertvollen Lebensmitteln und Möglichkeiten sowie deren Verarbeitung vor.

Nach den *Hermann Bros.™* ist ein Lebensmittel ein frisches oder verarbeitetes Nahrungsmittel, das unmittelbar aus der Natur stammt. Dies kann auf verschiedene Arten hervortreten und im Geschehen seiner Art weiterverarbeitet werden. Der Rahmen mit einer ausschließlich natürlichen Verarbeitung ist eine gute Richtlinie.

Traditionelle Konservierung und Lagerung sind bei vielen Lebensmitteln heutzutage fast in Vergessenheit geraten, obwohl sie wichtiger denn je sind.

Besonders bei längeren Reisen und wechselnden Orten stellen sie eine große Herausforderung dar.
Es ist ein wichtiges Anliegen der *Hermann Bros.™*, Ihnen hiermit jeden Reiseaufenthalt bestmöglich mit Wissen und Möglichkeiten zu unterstützen.

Im vorliegenden Werk erhalten Sie zudem einen *Gesund-Essen-Kompass* und nährstoffreiche Rezepte für unterwegs. Sich auch mal gönnen gehört dazu, nach dem Motto: *'Wer kann - der kann.'*

Das Wissen umfasst wertvolle und immer anwendbare sowie einfache Haltbarkeitsmethoden für eine Vielzahl an Lebensmitteln.

Eine Kombination und Nutzung bleibt schlussendlich Ihnen frei, und dies auch zurecht. So bieten Ihnen die *Hermann Bros.™* lediglich Wissen aus Recherche und Erfahrung, wahrlich nur zu *Ihrem Besten*.

∞

Des Weiteren erhalten Sie von den *Hermann Bros.™* eine anschauliche ***Reise-Lebensmittelpyramide*** für einen klaren Blick auf die Natur und ihrer Möglichkeiten.

Dies mit zahlreichen Tipps, einfachen Rezepten und praktisch anwendbarem Wissen.
Naturmethoden für den Alltag und für Reisen. Damit Sie und Ihre Familie, sich selbst sowie Ihren Liebsten immer eine Freude mit einer genussvollen und vitalen Mahlzeit bereiten können.

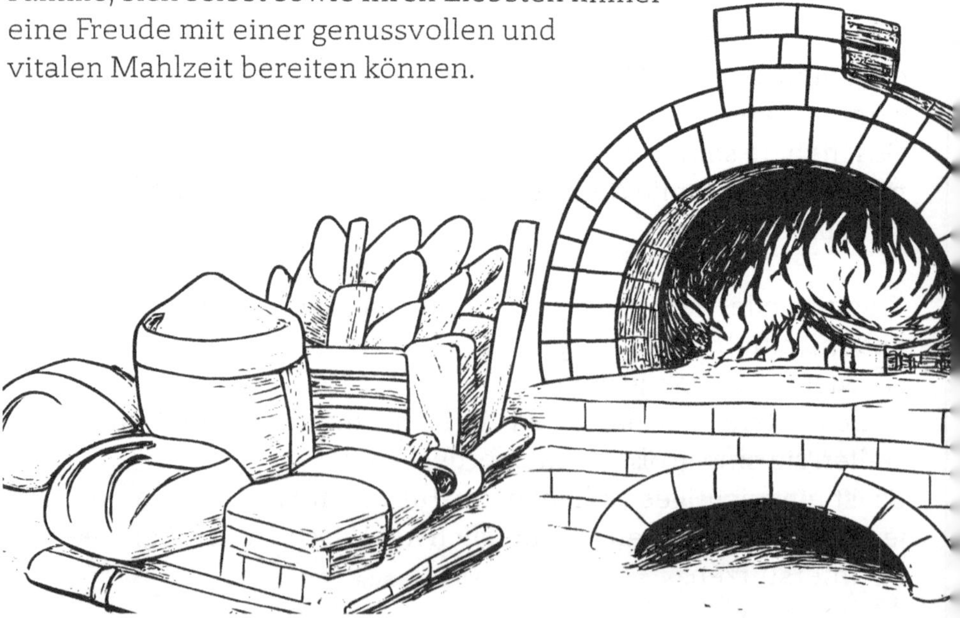

BROT DES LEBENS

∞

"Wie mich gesandt hat der lebendige Vater und ich lebe um des Vaters Willen, so wird auch, wer mich isst, leben um meinetwillen. Dies ist das Brot, das vom Himmel gekommen ist."
Johannes, 6.57, LU, Q.2

Einfach etwas tun oder erbauen, das heißt, das lebendige Prinzip der Bewegung in ihrer derzeitigen Art der Veränderung.

Wenn das Werk bereits vollbracht ist im Sich-Vollbringendem Gedanken, und das Fundament erbaut wurde, dann scheinen Wissen und Wahrheit im Prinzip in jedem Ausdruck hervorzugehen.

Nahrung beinhaltet alles Unbegrenzte der Natur. Einheit ohne Begrenzung liegt in einer widerstandsfreien, ungreifbaren Form.

∞

"...so ist etwa die Baukunst eine Möglichkeit, die in dem Gebauten nicht vorhanden ist, aber die Heilkunst, die auch eine Möglichkeit ist, kann zwar im Geheilten vorhanden sein, doch nicht, sofern er geheilt ist."
Aristoteles, M5.12, S.146, Q.1

Das wahrhafte Brot ist die Zusammensetzung in der Verarbeitung vom Menschen für den Menschen, mit Beginn der Saat in der Erde hin zum vollen Korn und jedem weiteren Schritt, bis reines Mehl entsteht, sowie das Vermischen mit Wasser und das Backen mit Hitze unter echtem Feuer im Steinofen.

Feuerholz und die Art der Wärme spielen ebenfalls eine Rolle, ebenso wie die Pflege des Feldes und die Verarbeitung des Korns, was das Zusammenspiel aus dem Menschen und der Natur im harmonischen Einklang ihrer Möglichkeiten ist.

Die Nahrungsaufnahme, insbesondere von Getreide oder Wildpflanzen, ist tief in der menschlichen Natur verwurzelt.

Essen gehört quasi wie auch das Denken selbst zum menschlichen Bewusstsein und zum Menschsein dazu. Dieses Erkennen mit den Sinnen gepaart entfaltet vollen Genuss.

Ähnlich wie das Augenblinzeln oder Atmen gibt es einen tief automatisch verankerten Instinkt im Menschen, der täglich nach Nahrungsaufnahme und Zufuhr von Substanzen wie Wasser, Licht und körperlicher Bewegung strebt.

∞

Atmen ist jedoch ein ganz besonderer Vorgang des Körpers und absolut lebensnotwendig zu jeder Minute des Tages – so sehr, dass dieser bereits vollkommen automatisch abläuft.

Auf Essen wiederum ist es möglich, willentlich zu verzichten, jedoch nur bis zu einem gewissen Tag und Zeitpunkt. Ob es Sinn macht, auf Essen zu verzichten sowie auch kurzzeitig auf das Atmen, ist eine Frage der Möglichkeit des Menschen und im Fortschritt seiner Existenz ersichtlich.

An jedem Tag aufs Neue ist Essen als vollziehende Tat eine bewusste Entscheidung. Diese immer wiederkehrende Handlung geht im Denken und in der Vorstellung an den Verzehr mit allen Sinnen durch die Nahrung.

Der Mensch muss die natürliche Nahrungsaufnahme bewusst vollziehen und den Schritt des Kauens in einer bestimmten Bewegung und einem Vorgang ausführen.

Buchstäblich kommt einem kein Brot von allein zwischen die Zähne, doch ist der *Gedanke* an Brot bereits das Brot in *verwirklichter Vorstellung.*

Ein erstes Brot ist bereits Brot für die Ewigkeit, das eine verwirklichte Brot des wahren Lebens als Gemeinschaft im Geiste ist.

EXKLUSIV RATGEBER "ENERGIE-BOOST"

∞

Entfachen Sie Ihre volle Lebenskraft!

Wahre Lebensfreude auf Reisen beginnt mit einem unerschütterlichen Fundament: *Ihrer ganzheitlichen Gesundheit.*

Mit diesem Buch halten Sie bereits den Schlüssel zu genussvoller und vitaler Ernährung in den Händen.

Doch das Potenzial der Natur reicht weit darüber hinaus, um Körper, Geist und Seele in einen volkommenen Einklang zu bringen.

Als exklusiven Bonus schenken wir Ihnen unseren Ratgeber

"Energie Gesundheit Leben – 34 ultimative Wege".

Entdecken Sie darin einfache, aber hochwirksame Naturmethoden und Alltagsroutinen, die Ihr Immunsystem stärken und Ihnen grenzenlose Energie verleihen.

Scannen Sie einfach den untenstehenden *QR-Code*, sichern Sie sich Ihren *kostenlosen Download* und starten Sie vital in jedes kommende Abenteuer!

https://hermannpress.kit.com/e7c8b6f99e

INHALT

TEIL I: PHILOSOPHIE - BROT ZUM LEBEN

TEIL II: NAHRUNG AUF REISEN

TEIL III: REZEPTE

TEIL I - PHILOSOPHIE - BROT ZUM LEBEN

∞

BEWUSST ESSEN

“Wer noch unverständig ist, der kehre hier ein! Und zum Toren spricht sie: Kommt, esst von meinem Brot und trinkt von meinem Wein, den ich gemischt habe! Verlasst die Torheit, so werdet ihr leben, und geht auf dem Wege der Klugheit.”

Sprüche, 9.4-6 ,LU ,Q.2

Fortbewegung, Gemeinschaft und Essen sind im Dasein des Menschen seit jeher ein Fundament seiner Selbst als Mensch.

Ein altes afrikanisches Sprichwort besagt, was auch immer geschieht: Gemeinsames Speisen ist die göttliche Verbindung von Nächstenliebe und spielt eine fundamentale Rolle in der Gesellschaft. Es ist wie das Erkennen des eigenen Spiegelbildes im Einklang mit einer Gedankenreinigung im alltäglichen Geschehen.

Jeder befindet sich ab dem ersten Atemzug am Morgen als Mensch in einer bewussten Bewegung des Inneren Selbst. Dies geschieht im Erkennen des Atmens und bereitet den Körper auf die Aufnahme von Wasser und Nahrung vor. Gleichgültig, an welchem Ort man geboren ist oder unter welchen Umständen.

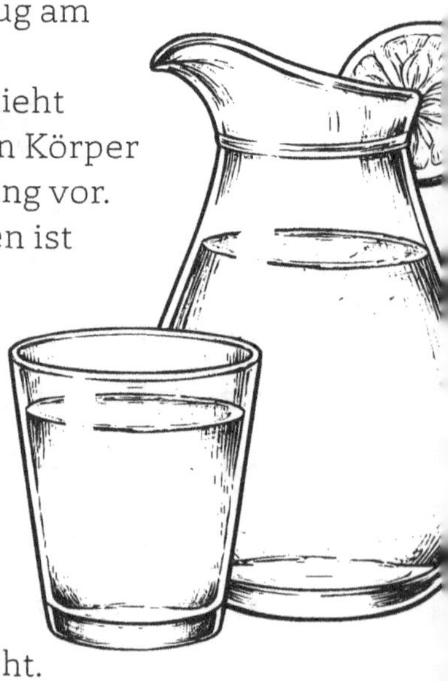

Luft und Wasser sind Grundbedingungen für das Leben. Im Laufe eines jeden Tages kommt mindestens einmal auch ein Gedanke an Wasser oder eine Nahrungsaufnahme auf. Dies geschieht besonders in einem Moment oder einer Situation, nachdem körperliche oder gedankliche Arbeit sich vollzieht.

Kein Mensch kann die Gedanken an Nahrung komplett abstellen. Diese erscheinen teils völlig willkürlich und ohne das eigene Zutun.

"Das Himmelreich gleicht einem Sauerteig, den eine Frau nahm und unter drei Scheffel Mehl mengte, bis es ganz durchsäuert war."
Matthäus, 13.33, LU, Q.2

Nahrung und natürliche Substanzen, wie reiner Dampf oder klares Wasser, sind für das Zusammenspiel mit dem Körper ausgelegt und hervorgebracht.

Der Körper ist ein Teil des Menschen, wie der Finger ein Teil der Hand ist. Diese Akzeptanz bringt Einklang hervor und befreit vom Widerstand im Geiste. Speisen ist wahre Lebensfreude, und liebevoll frisch zubereitetes Essen ist ein Genuss sowie eine Verschmelzung der Gemeinschaft und Natur mit dem eigenen Selbst.
Dies bei jeder Speise zu erleben, ist ein Privileg der menschlichen Identität und Gesellschaft in ihrem göttlichen Dasein.

∞

"Doch auch Vergehen ist nicht Bewegung. Denn der Gegensatz von Bewegung ist entweder eine andere Bewegung oder Ruhe. Vergehen aber ist der Gegensatz von Entstehung."
Aristoteles, M11.11, S.343, Q. 1

Sich jeden Tag im Hier und Jetzt durch bewussten Verzehr von Essen mit Dankbarkeit und Demut für die Speise hinzugeben, ist ein erster Schritt, um das Leben vollkommen zu erfahren und den eigenen göttlichen Körper damit zu ehren.

Mit einer ganzheitlichen Essgewohnheit kann der Mensch seinen Körper im göttlichen Dasein erheben. Er formt den Körper von Mahlzeit zu Mahlzeit im Einklang mit der Natur und lobpreist dadurch seinen Schöpfer.

Der Körper ist der lebendige Tempel Gottes, und der Verzehr von Gottes Nahrung im Fortschritt ist seine Bestimmung.

Der Körper ist ein Geschenk und eine Gabe. Dieser ist etwa wie ein Haus, erbaut aus der Vorstellung im Geiste. Das Haus existiert nur in der Vorstellung, solange bis ein Mensch es errichtet.

Die menschliche Schönheit und Gestalt gehen einher mit Harmonie und Einklang und sind frei von Widerstand oder Widerspruch im göttlichen Wesen.

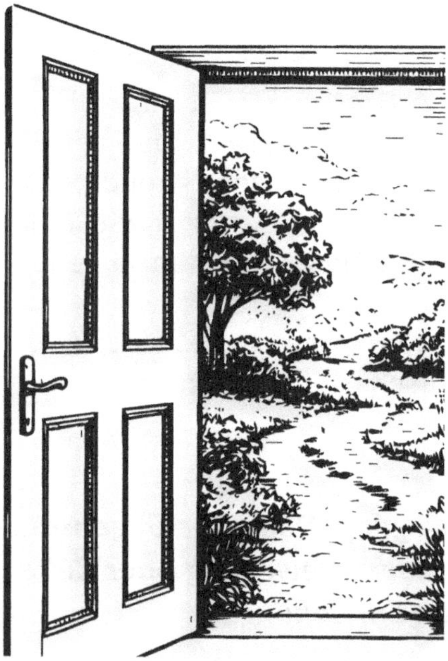

"Der Weisheit Anfang ist die Furcht des HERRN, und den Heiligen erkennen, das ist Verstand."

Matthäus, 13.33, LU, Q.2

Gott ist Aktion im Menschen und das Gute in der Bewegung seiner Ernährung.

Jeder Mensch nimmt täglich gewisse Nahrung zu sich, und sobald man sich dieser Tatsachen annimmt, tritt der Sinn von Ernährung mit seinen Möglichkeiten ans Licht.

So wie der Sinn einer Tür darin besteht, eine Verbindung vom Inneren des Hauses nach außen frei von Widerstand zu haben.
Auch Fenster im Inneren eines von Menschen erbauten Hauses haben ihren Sinn und erfüllen einen Zweck, da sie zu ihrem jeweiligen Zeitpunkt Anwendung finden.

So ist jedes Nahrungsmittel in seiner Existenz aus einem ganz bestimmten Grund und hat zu seiner Zeit auch den Sinn, erkannt zu werden.

ESSEN IN VORSTELLUNG

∞

"Daher meinte Platon durchaus nicht unangemessen, dass es ebenso viele Formen gebe wie natürliche Dinge, wenn es nämlich überhaupt Formen gibt, aber nicht von diesen Dingen wie Feuer, Fleisch und Kopf. All diese Dinge sind nämlich Materie, und die letzte Materie gehört zur Substanz im vollsten Sinne."

Aristoteles, M12.3, S.353, Q.1

Ein positiver Lebenswandel ist erkennbar an der eigenen Ernährungsweise und Lebensführung.

Dieser ist jederzeit möglich und bedarf lediglich der Akzeptanz göttlicher Tatsachen im Inneren des eigenen Wesens.

Keine Ernährungsweise steht als alleinige und absolute fest oder ist in Stein gemeißelt.

Der Weg besteht aus Fortschritt und Veränderung mit Erfahrung im Geiste und bringt stets genau die Nahrung hervor, die der Mensch gerade jetzt benötigt.

Es ist die Tatsache, wie eine Gerade und eine geknickte Linie existieren. Beide dienen als Werkzeuge in der Vorstellung von Wirklichkeit. Sie können sich zu einem Gesamtwerk entfalten, das als Abbild aus ihrer Position heraus in jede Richtung zeigt.

Allein für sich jedoch macht weder die Linie Sinn, noch ihre Umformung, wie viele Linien zusammen, nur verbunden oder in einer bestimmten Anordnung, kann sich ein Ausdruck darstellen.

Die Linie ist an sich kein Bild von etwas, sondern erst mit einer Substanz wie der Vorstellung als Weg, Ziel oder Abstand im Dasein.

Gedanken erschaffen keine Vorstellung von einer Linie ohne ihr Dasein in Existenz mit Bezug zur Wirklichkeit.

Der Mensch mit Sinn zur Wirklichkeit. Ob eine Linie reine Gedanken an sich enthält oder ein Strich in der Vorstellung ist, oder ob die Linie wirklich sichtbar erscheint, in keinem Fall kann allein die Linie einen höheren Sinn für Mensch und Natur enthalten oder darstellen.

Gleiches gilt auch für einen Punkt; dieser macht an sich ebenso keinen Sinn, und seine Bedeutung entfaltet sich erst in seiner Bewegung mit Formgestaltung. Ein Punkt ist wie ein leeres Blatt ohne Inhalt im Raum zu betrachten.

Er umfasst die Einheit und den Beginn von Bewegung, ist jedoch allein als der Punkt nur das Fundament, ebenso wie eine Linie im ersten Dasein nutzlos und wertlos erscheint, jedoch alles in der Folge mit Entstehung verbunden ist.

Entfaltet sich jedoch das eine und vervielfacht sich mit dem anderen, wie in einer Bewegung, kann jede Vorstellung des Menschen zum Ausdruck seiner göttlichen Herrlichkeit darin entstehen.

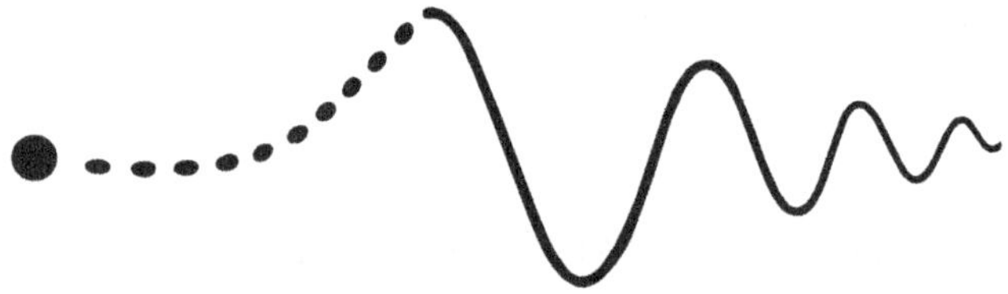

Der Mensch ist im Geiste mit seinem Körper in der Lage, diese göttliche Beziehung zu entfalten.

Er besitzt die Macht und ist befähigt, einen Wendepunkt einzuleiten, hin zu einer dauerhaft Lebensqualität mit Ernährung, unabhängig vom Ort und bei jeder Reise.

Die Verhältnismäßigkeit und das Maß sind auch hier immer der goldene Schlüssel und Pfad als Richtlinie.

REGIONALE KULINARIK

∞

"Der Bauch isst alles; doch die eine Speise ist besser als die andre. Wie die Zunge das Wildbret schmeckt, so erkennt ein verständiges Herz die falschen Worte."

Sirach, 36.20, LU, Q.2

Bei der Ernährung auf Reisen spielen Einflüsse wie die eigene gesundheitliche Situation und die Lebensweise immer eine Rolle.

Gewiss, jeder ist im Leben einzigartig; dennoch ist der Verzehr regionaler Lebensmittel und Spezialitäten eines jeweiligen Ortes immer wärmstens empfohlen.

Der Mensch isst nur, was er kennt, daher ist die Vorsicht im Zusammenhang mit neuen Gerichten und der Umwelt auch vollkommen berechtigt.

"Da also die Entscheidung im Nichtsinnlichen liegt, könnte ein Nichtsinnliches auch da, wo keine Sinneseindrücke mitwirken, uns aus der Innenwelt hinausführen und uns Gedanken fassen lassen."

Frege, S.185, Q.4

Der Tag ist in jeder Tat aufs Neue zu erfassen, ebenso wie jede Speise ihre eigene Zubereitung beinhaltet. Reisen ist jedes Menschen Recht und beinhaltet Wahrheit im Wissen von Veränderung und Bewegung.

Sowie ein Teil des Menschseins bedeutet, sich aus der Vergangenheit erinnern zu können. Ein anderer Teil seines Geburtsrechts ist die Erkenntnis vom Selbst sein und das Bewusstsein für den eigenen Körper. Daraus bildet sich eine dankbar gesundheitsbewusste Lebenshaltung im Moment der

Zubereitung von Speise und Nahrung von Herzen. Bereits jetzt ist der Bauch mit Segen erfüllt, so wenn man will, und der Sieg ist am Start, und die himmlische Vorspeise ist serviert.

Eine Brücke zu schlagen in Gedanken von Mensch zu Mensch. Ein Mensch kann immer unmittelbar ein Erbauer sein.

Diese ist mit einem Werkzeug im Geist erbaut. Wissen, gepaart mit Erfahrung, ist Weisheit, und diese ist zeitlos im Nutzen.

Jede von Menschenhand erbaute Brücke aus Stein und Erde steht jedoch immer einher mit der Tatenkraft der Menschen und ihrer vergeistigten Substanz.

Im Laufe der Zeit benötigt diese Brücke Pflege und Instandhaltung. Eine Brücke stellt einen Ort als Grundlage zur Verbesserung der Lebensbedingungen im menschlichen Fortschritt dar. Gedacht wurde diese Brücke aber bereits, in einem Moment, vor einer halben Ewigkeit erbaut und sie steht auch heute noch.

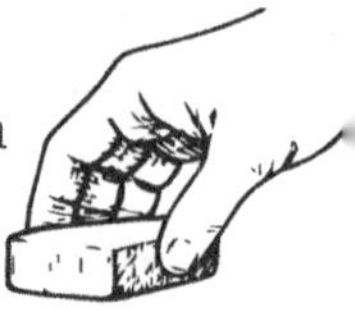

Vom heimischen Essen ernährt, ist dies immer zu einem bestimmten Zeitpunkt in Frage zu stellen und das Selbst zu reflektieren.

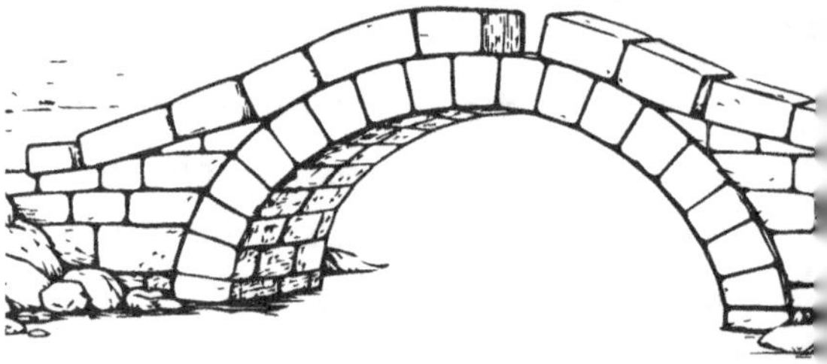

Gesund zu speisen ist auch eine Entwicklung des eigenen Wesens mit der Zeit und durch Lebenserfahrungen.

“Es ist aber auch klar, dass die Seele die primäre Substanz ist, der Körper dagegen Materie. Der Mensch aber oder das Tier ist das aus beiden im Sinne des Allgemeinen Zusammengesetzte.”

Aristoteles, M7.11, S.215, Q.1

Der eigene Körper ist eindeutig und offensichtlich mit dem Auge betrachtet ein anderer wie vor Zeiten ohne eine Brücke.

So braucht er auch heute genau die Nahrung, die aus Erfahrung und den Erlebnissen die Situation erfordert.

Die bewusste Entscheidung, genau die Nahrung zu essen, die der Körper jetzt braucht ist eine Gabe Gottes.

Sich auf Reisen gesund zu ernähren, ist immer eine Anpassung an die gegebenen Umstände und bedarf vieler Aspekte.

Zum einen durch eine Art mobile Küche, die Nahrung erhitzt, im Idealfall mit Holzfeuer, und zum anderen durch den Verzehr von frischen, lokal verfügbaren Lebensmitteln.

Der Mensch handelt am Tag, indem er eine Tat vollbringt, und im Anschluss erfolgt die Nahrungsaufnahme. Investieren von Gedanken in eine Handlung bringt erst das Essen auf den Tisch.

Der Mensch ist ein Bettler, das ist wahr. Diese Aussage stammt scheinbar vom Reformator Martin Luther. Der Mensch bittet um jeden Atemzug, sein Augenlicht und alles Weitere, um den Tempel Gottes zu ehren und zu lobpreisen in seiner gesamten Herrlichkeit.

∞

Völlig selbstverständlich und alltäglich legt ein Mensch heutzutage auch größere Entfernungen durch Reisen zurück.

Mit der vorliegenden technologischen Fortbewegung kommt man heutzutage an weite abgelegene sowie auch an abgeschottete Orte.

Hinausreisen in die Welt ist ein Geschenk und Privileg von nahezu allen Menschen, jeglicher Herkunft und ob jung oder alt. In heutigen Zeiten ist mehr möglich denn je.

Das tiefe Gefühl im Inneren, wenn man weiß, sich weiter von der Heimat zu befinden. Die heutige Zeit bietet den meisten Menschen ideale und komfortable Reisebedingungen sowie die Möglichkeit, sich jederzeit auf einzigartige Abenteuer zu begeben.

Reisefreiheit, wie sie heute jeder frei nutzen kann, ist seit Menschengedenken im Vergleich zu früheren Zeiten das einmalige Privileg der heutigen Zivilisation.

Vollzieht man den Gedanken, nur solange die Vorstellung reicht, war diese Freiheit, die Welt zu entdecken, bis vor wenigen Hundert Jahren nur Abenteurern, Auserwählten oder Privilegierten vorbehalten.

SINN VON NAHRUNG

∞

"Trinke nicht mehr nur Wasser, sondern nimm ein wenig Wein dazu, um des Magens willen und weil du oft krank bist."
1.Timotheus, 5.23, LU, Q.2

Die *Hermann Bros.™* erinnern sich in Bezug auf ihre Möglichkeiten an Lebenserfahrung auf Reisen an die holistische Lebensführung und Ernährungsweise, dass der Sinn von Nahrung das eine vollkommene Heil verkörpert.

Lasst eure Heilmittel eure Nahrung sein und eure Nahrung eure Heilmittel, predigten zahlreiche Gelehrte wie auch Hippokrates.

"Daß die Sonne aufgegangen ist, ist kein Gegenstand, der Strahlen aussendet, die in mein Auge gelangen, ist kein sichtbares Ding wie die Sonne selbst. Daß die Sonne aufgegangen ist, wird auf Grund von Sinneseindrücken als wahr erkannt. Dennoch ist das Wahrsein keine sinnlich wahrnehmbare Eigenschaft."
Frege, S.161, Q.4

Von einem Schöpfer in einem Prinzip ist der Mensch auf Erden verwirklicht. Die Natur ist in allem, wie alles im Geiste, aus der Erde hervorgehende Nahrung für den Körper.

Körper, Geist und Seele, heute sowie auch zu Zeiten der alten Griechen und Vordenker dieser Zeiten, wie auch von Propheten und Gelehrten jeher.

Mit dem Proviant auf Reisen kommt man an seine physischen Grenzen sowie in Erinnerung an jene Zeiten, von Ungewissheit im Morgen. Als die ersten Urvölker auf Wanderschaft unterwegs waren, war jeder Tag ein Segen und mit Dankbarkeit für den Überfluss erfüllt.

Ob zu Fuß oder mit einem tierischen Begleiter, sind die ersten Menschen bereits vor Jahrtausenden quer durch Europa gereist.

Ob aus Asien und Afrika kommend, sind Völker aller Nationen vereint und in Europa angesiedelt.

Der Mensch hat die Welt bereits in seiner Vorstellung als verwirklichte Theorie vom Prinzip des Schöpfers.

Der Mensch weiß um seine Existenz, er ist bereits wissend und im Dasein vollkommen, reist an die Orte der Welt.
Dies ist Tatsache und Wahrheit. Er ist an jedem Ort bereits vor Ort, jedoch immer zu einer bestimmten Zeit. Zeitgleich, also in Ewigkeit und Wahrheit, ist das vollkommen Wesen, der eine Mensch.

∞

Das historische Wissen der Menschheit und ihrer Lebensweise, mit der Nahrung und daraus resultierender menschlicher Ernährung, ist gleichzeitig auch das Prinzip im Geist, die verwirklichte Möglichkeit.

Das verwirklichte Gottprinzip mit der Menschheit und ihrer Herkunft ist heutzutage weitestgehend erforscht und bekannt.

Das Wissen von Tatsachen zu akzeptieren und alles auf Wissen und Wahrheit aufzubauen, erscheint so, und es ist genau so.

Dieses aus Erfahrung in der Praxis bewährte Wissen enthält viele einfache und wertvolle Maßnahmen, die auch Ihnen ermöglichen, die Blüte Ihres eigenen Wesens und seiner Natur mit Genuss zu erfahren.

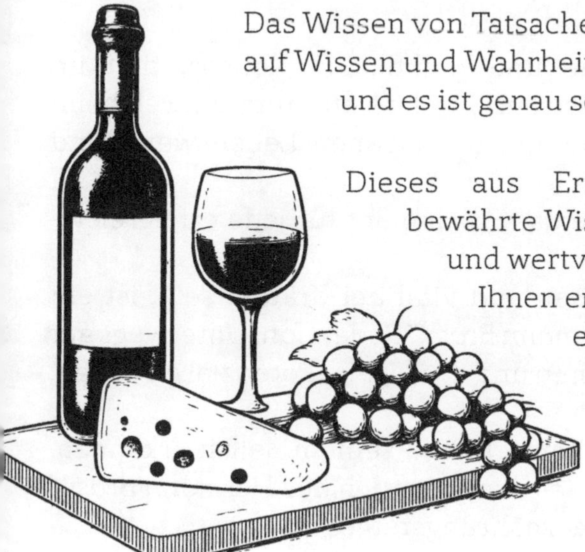

BEWUSST ERNÄHREN

∞

"Sowie man Reh oder Hirsch isst, darfst du es essen; der Reine wie der Unreine dürfen's beide essen. Allein achte darauf, dass du das Blut nicht isst; denn das Blut ist das Leben; darum sollst du nicht zugleich mit dem Fleisch das Leben essen, sondern du sollst das Blut auf die Erde gießen wie Wasser und sollst es nicht essen, auf dass dir's wohlgehe und deinen Kindern nach dir, weil du tust, was recht ist vor dem HERRN."

5. Mose 12,23, LU, Q.2

Lebensqualität geht einher mit Vitalität und Lebensfreude und kann immer Ihrem Standard gerecht sein.

Sie können bei vollkommenem Bewusstsein eine Entscheidung treffen und den gesunden Menschenverstand bei jeder Reise handfest und griffbereit gut verstaut dabei haben.

Alles bereisen und erkunden liegt in Ihrer Macht, und Werkzeuge für Ihren Körper, um Ihnen alles durch diesen selbst zu ermöglichen, bieten die *Hermann Bros.*™ Aufklärung und Wissen zugleich verständlich und anwendbar.

Es ist eine sehr einfache und praktikable Konstruktion im Zusammenspiel des Bewusstseins für die Natur und Umwelt beim Reflektieren seines Wesens mit der eigenen Lebensweise und Ernährung.

Diese eine Brise, welche das Fundament für jede erfolgreiche Reise ausmacht.

Gesund in Bewegung bleiben und vital bei Kräften sein, ist ein wichtiges Anliegen der *Hermann Bros.*™ Redaktion. Unterwegs auf der Reise sich selbst erkennen und das eigene Potenzial entfalten.

Jeder Mensch kann diese Tatsachen in seinem Selbst erkennen. Mit Tatkraft vom Wort ist dies der Anspruch der *Hermann Bros.*™ Redaktion und dieses Reiseernährungsratgebers.

Damit Sie die Atmosphäre mit Ihrem Dasein bei jeder Reise, ob kurz oder länger unterwegs, so einzigartig und erlebnisvoll wie möglich gestalten können.

Im Reisen hat Genuss die Bedeutung einer in erster Linie leicht anwendbaren und vielseitigen Ernährung, die besonders nährstoffreich und verträglich ist.

Wichtig sind Merkmale einer optimalen Reisenahrung, die zudem praktikabel mitgeführt werden kann und auch frisch zubereitet werden lässt.

Diese am besten geeigneten Nahrungsquellen mit ihrem Nährstoffgehalt und einer hohen Lebensmittelqualität stellt Ihnen die *Hermann Bros.™* Redaktion in diesem ersten Teil vor.

Die Konservierung sowie Herstellung und Art der Lagerung spielen bei Lebensmitteln auf Reisen ebenfalls eine wichtige Rolle.

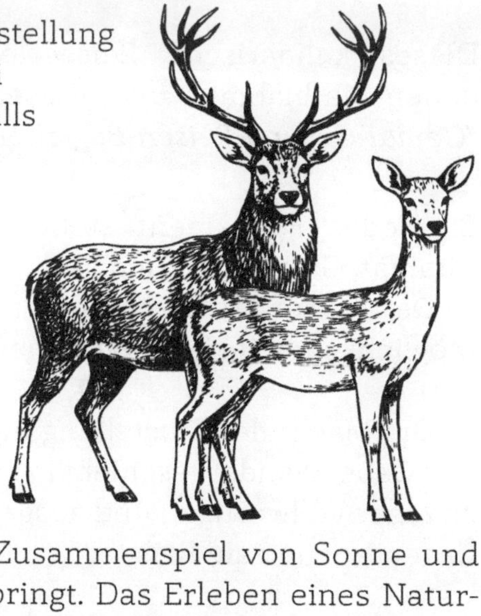

Ein Regenbogen vermittelt den Sinnen ein Bild im einzigartigen Farbenspiel der Natur, das sich durch das Erscheinen von Licht im Raum in einem Spektrum darstellt.

Es ist der eine Moment im Zusammenspiel von Sonne und Regen, das dieses Werk hervorbringt. Das Erleben eines Naturspektakels wie eines leuchtenden Regenbogens oder eines Sternschauers ist ein unvergessliches Erlebnis. Die Umstände sind immer jetzt und gemeinsam in ihrer einen Beziehung.

Wenn der Reisende sich bewusst auf seine Reise begibt und mit bestem Wissen und Gewissen vorbereitet ist, ist es ihm möglich, das Lichtspiel des Himmels voll zu erkennen.

WISSEN ZU ERNÄHRUNG

∞

"Denn die Wissenschaft ebenso wie das Wissen wird in zweifacher Weise beschrieben: einerseits der Möglichkeit nach, andererseits der Aktualität nach... sieht der Gesichtssinn auch die allgemeine Farbe, weil eben diese Farbe, die er sieht, Farbe ist; und so ist auch dieses A, das der Grammatiker sieht, ein A."
Aristoteles, M13.10, S. 421, Q.1

Das Zusammenspiel aus Vorbereitung, Wissen und Bewusstsein ist das Fundament. Tatsachen, auf die die *Hermann Bros.™* Redaktion aufmerksam machen möchte.

Dieses kulinarische Reiseerlebnis, das sich aus verschiedenen Maßnahmen und Wissen zusammensetzt, ist in diesem *"Genial-Gesund-Reisen-Begleiter"* kompakt zusammengetragen.

Ein jedes Fundament steht und fällt mit dem Dasein von Vitalität, Gesundheit und Wohlbefinden.

Der wahre Freudenmoment ist das Wissen um die eigenen Möglichkeiten im Inneren seiner Selbst.

Die Macht der Einstellung und Entscheidung ist die einzigartige Gabe. Wandel geschieht in einer bewussten Entscheidung hin zu einer vollwertigen und ausgewogenen Ernährung, generell im Lebensstil und auf Reisen.

Lebt man im Einklang mit der inneren Einstellung auch unterwegs mit seiner Umwelt, stehen im direkten Zusammenhang der Reise jederzeit alle Wege und Türen offen.

Die Vorbereitung seiner Ernährungsweise auf einer Reise ist immer die vollziehende Tat in der Gegenwart, genau wie beim ersten Mal. So ist es an sich jedes Mal aufs Neue und bei jeder Reise.

Wenn man im Bewusstsein der eigenen vorhandenen Möglichkeiten handelt und eine nährstoffreiche Ernährungsweise als Teil der Reisevorbereitung mit einbezieht, entfaltet sich das Reiseerlebnis in einem völlig neuen Licht.

Das wahrhafte Wirken vollzieht sich in der Stille und im Einklang mit den vorliegenden universalen Naturgesetzen.

Die Kraft der Natur befähigt den Menschen, mit seinem Körper mehr zu erreichen als jemals erdacht. Die Erfahrung, durch die Gesamtheit aller Sinne zu erkennen, ist eine Möglichkeit oder bereits der Weg selbst, das Ziel zu sehen.

Das eine Prinzip im Universum verbindet Himmel und Erde in einem gemeinsamen Raum mit dem Menschen. Setzt man sich nun in Bewegung, ist der Raum die Wirkungsmöglichkeit im Menschen.

Jeder kann das selbstständige Vorwärtsgehen und Voranschreiten in vollem Bewusstsein tätigen.

Fügt man in die Handlung auch die Erhaltung der Körpergesundheit und das Bewusstsein für ganzheitliche Gesundheit ein, kann jeder Mensch sein eigenes Wesen auf der Reise erfahren und sich selbst einmalig kennenlernen.

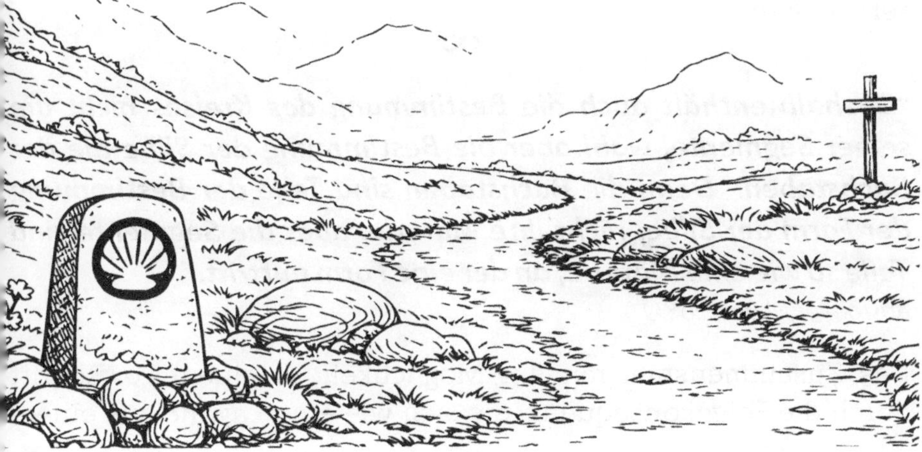

MACHT DER ENTSCHEIDUNG

∞

"Und der Denkende würde gesondert das Eine und die Menge denken. Die Zahl würde also das Folgende sein: die Eins und die Menge oder das Eine und das Ungleiche."
Aristoteles, M14.5, S.441, Q.1

Es ist jedem letztendlich selbst überlassen, wie er sich auf Reisen ernährt und welche Art der Lebensführung, Fortbewegung sowie welchen Weg er wählt.

Es ist immer die Macht der Entscheidung und die Wahl aus allen Möglichkeiten, welche den Menschen auf seiner Reise nacheinander aufbauen.

Bei jeder bewussten Zufuhr von Nahrung ist es wie auch bei den Gedanken: Man hat immer die Wahl, etwas zu lassen oder anderes zu tun. Luft hingegen muss der Mensch zwingend atmen, und die Wahl, seine vorherrschende Luft zu atmen, ist nur sehr sporadisch. So ist Fasten immer eher zu raten als die Annahme von Nahrung, die offensichtlich keine gesunde Nahrung darstellt.

Disziplin für jede Nahrungsaufnahme summiert sich mit der Zeit auf und kreiert ein gesundes Bild des Körpers im Einklang mit seiner Natur.

∞

"Deshalb enthält auch die Bestimmung des Kreises nicht die seiner Segmente, wohl aber die Bestimmung der Silbe die der Buchstaben. Denn die Buchstaben sind Teile der Bestimmung der Form der Silbe, nicht ihre Materie, aber die Segmente sind Teile so wie eine Materie, an der eine Form auftritt."
Aristoteles,M7.10,S.208,Q.1

Das Zusammenspiel mit der Möglichkeit, in einem Fortschritt durch die Folgekonsequenz, die sich wie eine Lawine aus einem

Schneeball heraus aufbaut. Der Schneeball rollt bergab und bringt alle Möglichkeiten seiner Bewegung und Fläche unmittelbar zum Vorschein.

Sein Ausdruck im Wachstum von ganzheitlicher Größe und zunehmender Geschwindigkeit ist die Folge seines kontinuierlichen Rollens am Boden.

Ist seine Bewegung unterbrochen oder kein Schnee mehr vorhanden, wirkt sich diese Tatsache in jeder Hinsicht auf den Schneeball aus.

Wie die Hand mit ihren Fingern kann sie einen Fingerkreis bilden, zum Durchschauen, oder ein Kreisloch als Ring herstellen, oder aber auf einer Oberfläche einen Kreis zeichnen – es ist jedes Mal letztlich immer der eine Kreis, ohne Anfang und Ende, ohne Kanten und Ecken.

Das Runde und das Eckige hat der griechische Mathematiker Archimedes in einem 96-Eck als annähernde Kreiszahl Pi bestimmt.

∞

“Denn Gott hat uns nicht gegeben den Geist der Furcht, sondern der Kraft und der Liebe und der Besonnenheit.”

1.Timotheus, 1:7, LU, Q.2

Sich seiner selbst als Mensch mit den eigenen Gaben im Körper bewusst zu sein, ist lediglich die einfache Akzeptanz der Tatsache seiner geistigen Lebendigkeit.

Diese fliegt herbei in jedem Atemzug als keine bloße Tat, sondern eine wahrhafte Bedingung des lebendigen Atems im Ausdruck.

Diese eine Tatsache dankbar anzuerkennen und sie zu akzeptieren, sowie alle Umstände und Ereignisse außerhalb von einem Selbst als Geschenk und Güte zu betrachten, denen man dauerhaft ausgesetzt ist, um wirklich lebendig zu sein.

Frei von Widerstand und im Einklang mit seinem Inneren reicht es vollkommen, sich einen Moment am Tag so bewusst zu sein.

Nahrung aufnehmen ist jedoch eine täglich neue bewusste Entscheidung mit einer sich aufsummierenden Wirkung.

Sie ist ein Bestandteil des Menschen wie das Atmen auch, jedoch muss die Nahrungsaufnahme wirklich bewusst stattfinden.

Disziplin und das Bewusstsein für rein gesunde Nahrung, dies jedes Mal aufs Neue, sind gerade in der heutigen Zeit eine Meisterkunst. Das stetige Beherrschen bringt ein Ergebnis und Resultat, welches von einer sich wiederholenden Entscheidung für gesunde, vollwertige Nahrung zu einer Lebensweise wird, die sich deutlich in der Gesundheit und ab einem gewissen Zeitpunkt im Lebensgefühl widerspiegelt.

Die Ausnahme bestätigt die Regel, und ein gesundes Maß stärkt zugleich die Verbundenheit von Körper, Geist und Seele ganzheitlich sowie nachhaltig.

∞

Hat man die vollwertige Nahrung aus der Natur einmal zur Kenntnis genommen und diese in das eigene Leben eingebettet, ist es wie das Erkennen der schönen Dinge in allem Sichtbaren.

Diese sind bereits immer schon da und warten nur darauf, von Ihnen erkannt zu werden.

Die Sehnsucht nach Reisen und Fortbewegung zu Fuß in einer Naturumgebung, wie einer Wanderung oder dem Pilgern, ist tief im Inneren des Menschen verwurzelt.

Gehen und die Freiheit der Ortsveränderung sind seit jeher ein Bestandteil des Menschen in seinem Wesen.

Mit der Entstehung einer ersten Zivilisation und dem Aufbau erster Gemeinschaften sowie einer Gesellschaft ist eher eine Bewegung auf kleinem Raum, und eine Ernährung mit Lebensweise auf Reisen, insbesondere in den letzten Jahrzehnten, stark in Vergessenheit geraten.

Eine Vorbereitung ist im Dasein die Umstände der Umwelt und Einflüsse, und Vorbereitung ist das Beste, was man mit der inneren Einstellung für sich selbst tun kann.

Die Entscheidung für höchste Werte an Lebensqualität kann man stets selbst treffen. Eine hervorragende Möglichkeit.

Unterwegs zu sein bedeutet, sich fundamental selbst als Mensch mit seiner eigenen körperlichen Bewegung in Tätigkeit bewusst zu sein. Bewegung ist die verwirklichte Kraft im lebendigen Leben und entfaltet sich während der Bewegung auf dem Weg in einer Reise. Für die Nahrung der Natur kann man sich in Dankbarkeit einstellen.

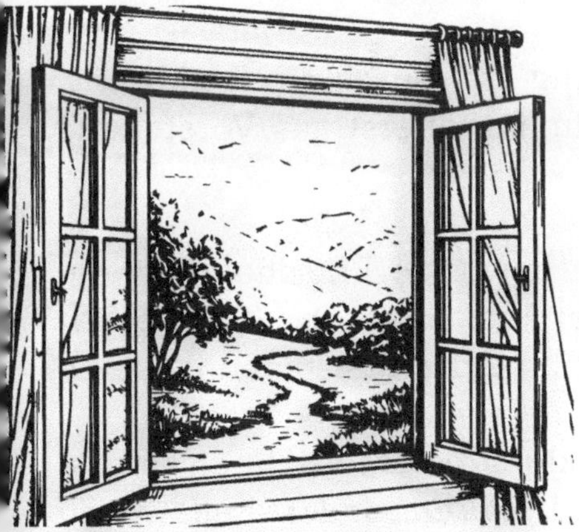

Es ist die eine Ausrichtung im Geiste im Einklang seiner Gedanken im Zusammenspiel mit Lebensmitteln.

Sich einfach auf die Tatsachen jeglicher Veränderung während der Reise einstellen und die Umstände akzeptieren.

Schon der kleinste Umstand, mit Disziplin gemeistert zu werden, und die Herausforderung in Demut zu fassen, gehen stets mit persönlichem Wachstum und Lebenskraft einher.

Wir können jedem Ereignis mit Zuversicht und Gelassenheit begegnen und das Wirken und die Nahrung im Körper sowie die Verdauung mit Dankbarkeit akzeptieren.

Egal, was man nun wirklich isst oder konsumiert, es gilt stets, die Lebensfreude zu bewahren und sie als Teil der Selbstmeisterung zu verinnerlichen.

Das eine Wirkungsprinzip kann sich dann vollständig im Inneren entfalten und ohne Widerstand oder Widerspruch wirken.

TIERETHIK

∞

"So kommen auch dem Lebewesen spezifische Eigenschaften zu, insofern es weiblich oder insofern es männlich ist, und doch gibt es kein Weibliches und Männliches abgetrennt von den Tieren. Dies gilt ebenso auch von den Längen und Flächen, insofern sie nur Längen und insofern sie nur Flächen sind."

Aristoteles, M13.3, S.386, Q.1

Nahrung ist eine substanzielle Tatsache, die im Dasein mit dem Menschen verbunden ist.

Der Mensch erkennt die Nahrung erst durch die Ernährung. Der Mensch ernährt sich jedoch immer zuerst aus Vorstellung und Gedanken.

Die natürliche Ernährung ist eine bewusste Entscheidung, die zu einer Handlung führt, jedes Mal aufs Neue. Das Tun betrifft eine Handlung. Die Nahrungsaufnahme des Menschen ist seine Ernährung.

Das Wesentliche in der Entwicklung der Menschheit ist die Gemeinschaft von Menschen und Tieren. Jedes Lebewesen existiert in einem harmonischen, sich gegenseitig helfenden Zusammenspiel, das auf das Wohl des Menschen und den Fortschritt seiner Entwicklung ausgerichtet ist.

Der Mensch ist mit jedem Tier im Dasein der Natur verbunden. Mit der Wahrnehmung kann jeder auch Pflanzen als Tiere deuten, nur sind sie an einen festen Ort gebunden.

Durch ihre Verehrung und das Fortpflanzen ihrer Samen können sie jedoch ihren Standort wieder verändern. So ist jeder Ort auf der Welt für Pflanzen, Tiere und Menschen möglich, weil keiner von ihnen an einen festen Ort gebunden ist, wie die Pflanze, die aus dem Keim an einem Ort hervorsprießt.

Ist der Ort und die Ortsbewegung ein Merkmal des sogenannten Tieres, dann ist Nahrung das Zusammenspiel mit dem Sich-Ernähren von der Substanz und dem ganzheitlichen Körper des Menschen als Mensch im Tier und im Teil der Natur eingebundene Einheit.

Eine Debatte um den Verzehr von tierischen Lebensmitteln wie Fleisch ist heutzutage ein Fass ohne Boden, tiefer als jeder Ozean und umstrittener als kein anderes Thema.

Weder der Mensch kann ein Tier so vollkommen erschaffen, wie es ist, noch kann er die Samen erzeugen, die die prächtigsten Bäume hervorbringen. Der Mensch ist mit seiner Herkunft von *Gott* und der Natur untrennbar verbunden im Geist Gottes, der einen vergeistigten Menschen schafft.

∞

"Da machte Gott der Herr den Menschen aus Staub von der Erde und blies ihm den Odem des Lebens in seine Nase. Und so ward der Mensch ein lebendiges Wesen."

1. Mose 2,7; LU, Q.2.

Diese Tatsachen beinhalten Wahrheit. Der Geist ist die verwirklichte Möglichkeit im Dasein der Welt als Mensch.

So ist jeder Mensch ein göttliches Wesen und einzigartig mit seinem vergeistigten Körper im Einklang mit der Natur.

Der Mensch lebt zeitgleich mit Tieren und Pflanzen auf der Erde in Gemeinschaft, und das Leben im Geiste des Menschen ist ein Teil, ebenso wie die Schöpfung aller Dinge zusammen die Einheit bildet.

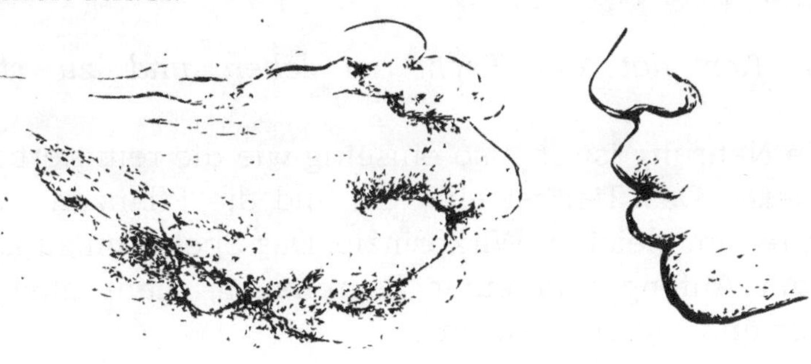

"Denn unter den Naturphilosophen hatte nur Demokrit diese Angelegenheit ein wenig berührt und auf gewisse Weise das Warme und das Kalte definiert. Zuvor hatten die Pythagoreer einige wenige Gegenstände untersucht, deren Bestimmungen sie auf Zahlen zurückführten – wie etwa, was der rechte Augenblick oder das Gerechte oder die Ehe sei."

Aristoteles, M13.4, S. 389, Q.1

Natur und Tiere gehören zum Menschen und zum Leben dazu. Sie haben im Dasein mit Sinn und Bedeutung ihren Platz in der Schöpfung.

Wo der erste Mensch jemals ein Tier zuallererst verspeist hat, diente es sicher dem Überleben der Menschheit. Es ist das Prinzip in seiner vollkommenen Verwirklichung von Geist in der Welt mit allen Möglichkeiten.

Eine rein pflanzliche Ernährung ist radikal, und wo nie ein Tier getötet wurde, über Generationen von Menschen, dankt man dem Schöpfer mit einer Opfergabe zu Lebzeiten. Ein bewusster Verzicht auf Tier und Mensch ist eine Art von Trennung oder Begrenzung mit Widerstand in der Lebensweise.

Kein Tier sollte jemals für den Menschen sterben, aber wenn auf Erden Lebewesen sterben, dann für das Wohl des Menschen.

∞

"Sokrates aber untersuchte auf vernünftige Weise das Was-es-ist, denn er suchte nach Beweisen, das Prinzip der Beweise aber ist das Was-es-ist."

Aristoteles, M13.4, S.389, Q.1

Jedes Tier hat ein Recht zu leben und zu sterben.

Tierische Nahrung ist ebenso einseitig wie die rein tierbasierte Lebensweise. Das Tier ist ein Teil, und die Pflanzen sind ein anderer Teil im gleichen Wirkprinzip. Das Spektrum zu kennen, mit einem Anfang und einer Begrenzung, dient allein dem Menschen und seiner Erfahrung.

Weder die eine Art der Ernährung noch die andere sind im Sinne von *Gott*, haben aber für sich ihre Bedeutung.

Die Tatsache des Menschen ist, dass *Gott* im Wirkprinzip als verwirklichte Vielheit des Ersten einen Menschen aus einer Schöpfung auf Erden schafft.

Der Geist Gottes ist die zeitlose Bewegung in jeder Möglichkeit, die gleichzeitig in alle Richtungen im Raum wirkt. Der Geist Gottes füllt jeden Raum und jeden Zeitpunkt.

Einseitigkeit hingegen ist ein Teil von einer Seite und nie die Einheit oder vollkommene Nahrung.

So ist eine rein pflanzliche Lebensweise eine Möglichkeit der Ernährung, sie empfiehlt sich jedoch nur als eine Erfahrung mit einer Erfahrung in einer bestimmten Lebenssituation und mit einem Anfang sowie einem Ende durch Umkehr oder eine Art Aufhebung von Etwas.

"Denn alles, was Gott geschaffen hat, ist gut, und nichts ist verwerflich, was mit Danksagung empfangen wird; denn es wird geheiligt durch das Wort Gottes und Gebet."
2. Timotheus 4.4; LU, Q.1

Seit jeher leben Mensch und Tier in Einklang und Harmonie mit der Pflanzenwelt. Ebenso liegt ein Sinn im Dasein eines jeden Tieres und in seiner Nähe zum Menschen.

Auch dass gewisse Tiere eine deutlich kürzere Lebensspanne haben wie der Mensch hat seinen Sinn. *Gott* verschwendet ebenso wenig sein Material, wie er sich in seinem Werke irrt.

Ein Nutzen von Tieren als Helfer des Menschen in der Landwirtschaft und Entwicklung von Zivilisationen ist seit Menschengedenken ein unverkennbares Merkmal.

Grundsätzlich gibt es kein ethisch Richtiges oder Falsches, was den Verzehr von Tierprodukten betrifft, denn in der einen Not, um ein Überleben zu sichern, hilft und dient das Tier dem höheren Sinn im Menschen

Auch der Mensch versorgt das Tier mit seiner Ernte und Fürsorge.

Fundamental gilt es zu beachten, dass jedes Lebewesen vom Menschen geliebt und wertgeschätzt werden soll, ebenso der Schöpfer der Menschen, der seine gesamte Schöpfung liebt und erhält.

Die tiefste Krise birgt in sich das eine Geschenk vom Höchsten, der Schöpfer schafft seine eigenen besonderen Umstände, und die Ausnahme bringt Nahrung jeglicher Art hervor.

Das höchste Wohl ist das Überleben zum Wohle des Menschen. So dient das Leben eines Tieres im Zweifel immer in erster Instanz dem Fortbestehen der Menschheit auf Erden.

∞

Hier trennt sich die Spreu vom Weizen, denn das Überleben des Menschen in Extremsituationen von Leben und Tod aufgrund von Nahrungsmangel ist heutzutage, *Gott* sei Dank, praktisch ausgestorben.

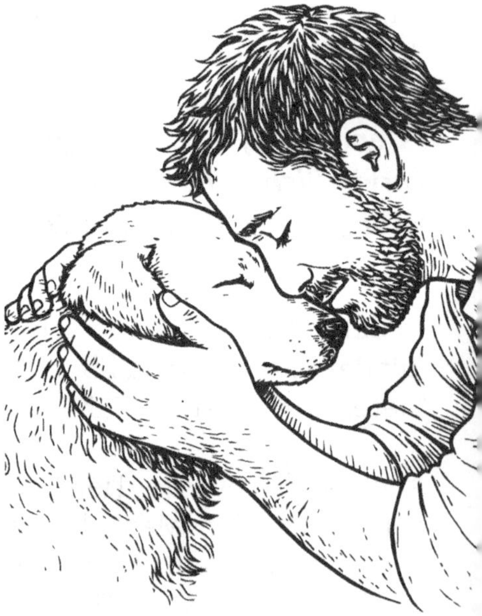

Geht es jedoch um einen Mangel an wichtigen Nährstoffen im Körper und einen Zustand von Krankheit oder Mangelerscheinungen jeglicher Art, rückt die Ernährung doch fundamental in den Fokus des Lebens.

Jedes Tier lebt und stirbt im Zweifel immer zum Wohl des Menschen und dient dem Fortbestand der Menschheit.

Um sich dessen immer bewusst zu sein, halten manche Religionen bestimmte Rituale einer Opfergabe ab, um *Gott* zu ehren, welcher die Erde samt allen Lebewesen erschaffen hat.

KRONE DER SCHÖPFUNG

∞

"Und sie führen alles auf die Zahlen zurück und behaupten, die Bestimmung der Linie sei die Bestimmung der jeweiligen Zwei. Und von denen, die behaupten, es gäbe Ideen, erklärten einige die Zwei als die Linie an sich, andere als die Form der Linie. Bei manchem nämlich sei die Form und das, dessen Form sie sei, identisch wie etwa die Zwei und die Form der Zwei, bei der Linie verhalte sich das aber nicht mehr so."

Aristoteles, M7.11, S.214, Q.1

Geht nun die Schöpfung einher mit der Existenz von Natur, Tieren und dem Menschen, sind die Fakten eindeutig und ersichtlich. Pflanzen und alles in der Natur sind lebendig.

Ein Baum wächst und verändert seine Form. Pflanzen wie eine jeden Rose stehen mit ihrer Umgebung im Kontakt, ebenso auch zum Menschen.

Der Mensch kann mit Pflanzen in Gedanken reden oder mit ausgesprochenen Worten; sie pflegen, und wer fundamental den Menschen und das Wissen betrachtet, erkennt, dass weder Wissen vom Menschen ist, ebensowenig wie das Licht.

Das Licht ist die erste Bewegung im vollziehenden Erleuchten und die Erleuchtung im Dasein des Menschen mit Wissen von Geist in Welt. Geht es nun um den Verzehr von Tieren und allen tierischen Erzeugnissen sowie auch den daraus entstandenen Produkten, ist der Mensch immer im Dasein und zum Trotz für den Menschen.

Die vollkommene Schöpfung in allerletzter Instanz bevollmächtigt den Menschen, so *Gott* will, sich für oder gegen die Speise von tierischer oder pflanzlicher Nahrung zu entscheiden, im Zweifel um das Überleben der Menschheit dienen Tiere sowie die Natur dem Menschen als Teil der Krone der Schöpfung.

"Die einen behaupten, dass es beide Arten von Zahlen gibt, und zwar die eine Art, die das Vorgeordnete und Nachgeordnete enthält, nämlich die Ideen, und die andere Art, nämlich die mathematische Zahl, neben den Ideen und den wahrnehmbaren Dingen."
Aristoteles, M13.6, S.396, Q.1

Geht es im Kern um die Menschheit und das Überleben, verdeutlicht ein zeitnahes Ereignis wie der Flugzeugabsturz 1972 einer Rugby Mannschaft aus Uruguay, das "Wunder der Anden", das ganze Ausmaß der menschlichen Familie in ihrer Menschlichkeit.

So wird der Mensch in der größten Not zu allem fähig, getreu dem Motto *»Einer für alle, alle für einen«*. Dieses absolute Drama zeigt deutlich, dass unter den härtesten Umständen der Mensch wirklich alles tut, um fortzubestehen.

Im Tierreich ist jedes Tier seiner Art und Gattung bestrebt, sein Leben und Überleben bestmöglich zu sichern. Geht es jedoch um Überfluss und Wohlstand in der Entwicklung des Menschen, braucht er nie ein Tier zu verspeisen, wenn die größte Not in weiter Ferne liegt.

Weder das Auge noch die Wahrnehmung können vollbringen, was der Schöpfer im Menschen vollbringt.

∞

"Andere aber sagen, dass es allein die mathematische Zahl gibt, das Vorgeordnete unter den Dingen, abgetrennt von den wahrnehmbaren Dingen."
Aristoteles, M13.6, S.396, Q.1

Befindet sich der Mensch auf einer Reise und gerät in eine Situation, in der das Überleben auf dem Spiel steht, bestätigt die Ausnahme immer die Regel.

So ist es auch auf hoher See und bei Nahrungsknappheit, dass der Mensch Meerestiere fängt und verspeist.

In der Wüste bei Tag oder während wochenlanger Reise und kurz vor dem Hungertod dient selbst das kleinste Insekt der Nahrungsaufnahme, mag man glauben.

So scheint es tatsächlich zu sein, basierend auf unmittelbarer Erfahrung im Erleben der Möglichkeiten heute.

Grundsätzlich ist jedes Lebewesen in einem gewissen Zeitpunkt im Spektrum seines Daseins, jedoch immer in Existenz zugunsten von Wissen über Wahrheit ein Teil der Ewigkeit als der eine Mensch.

Dies dient dem menschlichen Fortbestehen in der Krone der Schöpfung für die Existenz des Menschen und sein Dasein in der Welt.

Hier gibt es absolut keine Ausnahme, und alles auf Erden mit Erscheinungen ist das Prinzip im universellen Ausdruck in Entfaltung seiner Möglichkeiten, die ein Schöpfer in der einen Schöpfung in einem Schöpfungsprinzip darstellt.

Wenn es um die Frage geht, bewusst Tiere zu verspeisen, ist jedes Tier auf Erden mit Sinn im Dasein und führt sein eigenes Leben ebenso wie der Mensch.

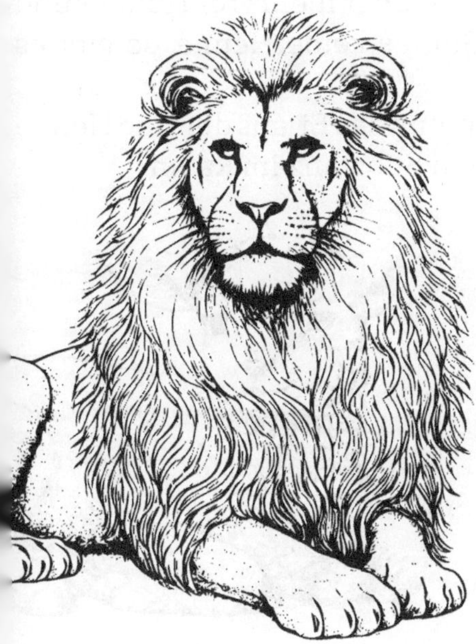

Kein Tier sollte jemals ohne Not und aus Lust oder Gier nach Blutdurst verspeist werden.

Jedoch dem Schöpfer im Himmel Dank auszusprechen, indem eine Opfergabe wie das Lamm Gottes für das ewige Leben zu Ehren ist, ist ein Zeichen und dient der Erinnerung an den Überfluss und Wohlstand, dass der Mensch immer alles hat und vom Schöpfer bekommt, was er benötigt.

"Auch die Pythagoreer behaupten, es gebe nur eine Zahl, nämlich die mathematische, nur existiere sie nicht abgetrennt, sondern aus ihr bestünden die wahrnehmbaren Substanzen. Denn sie bauen den ganzen Himmel aus Zahlen auf, allerdings nicht aus einheitlichen Zahlen; sie nehmen vielmehr an, dass die Einsen Größe haben. Wie aber das vorgeordnete Eine dazu gekommen ist, Größe zu haben, darüber scheinen sie sich nicht im Klaren zu sein."

Aristoteles, M13.6, S.396, Q.1

Stellt man ein Huhn, ein Lamm und einen Olivenbaum unmittelbar im Vergleich zueinander, so ist eindeutig erkennbar, dass der Mensch, das Ei eines Huhnes, ohne großen Aufwand und/oder weiteres Verarbeiten, verspeisen imstande ist.

Ein Ei ist kein Tier und kein wirkliches Lebewesen, sondern quasi eine Vorstufe von wirklichem Leben. Das Ei kann roh, gekocht oder anderweitig verarbeitet werden, etwa als Omelett.

Eier kommen immer wieder aus einem Huhn heraus, solange ein Männchen und ein Weibchen zugegen sind.

Dies bedarf immer mindestens zweier oder mehrerer Hühner und eines Kreislaufs der Eierlegung. Gibt es keine Henne, so gibt es auch kein Ei.

Zuerst im Dasein ist in der Schöpfung das Ei, aus dem die Henne hervorragt, in einer Entwicklung von Substanz im Raum.

Eine Henne ist, wird oder kann jemals wieder ein Ei werden im selben Dasein. Sie ist, was sie ist.

Jedes aus ihr hervortretende Ei ist die Folge und Konsequenz der vergeistigten Substanz.

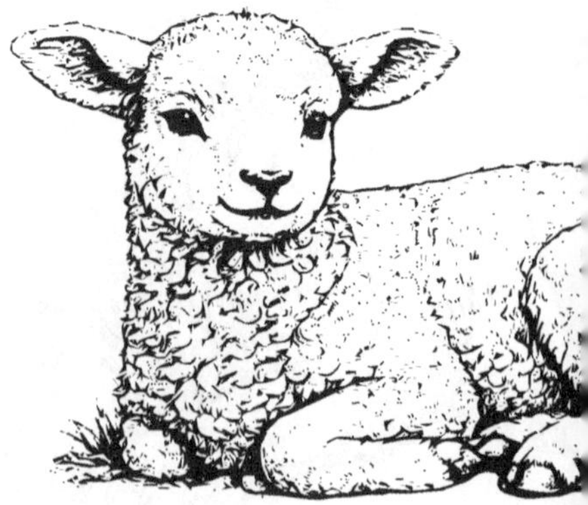

Es ist die Wortfolge mit Fortfolge im Fortbestehen der Schöpfung im Sinn des Menschen.

"Denn es werde nicht jede Größe in Größen geteilt, noch ergäben alle beliebigen Einsen eine Zwei. Alle aber, die das Eine als Element und Prinzip der Dinge annehmen, betrachten die Zahlen als einheitliche, ausgenommen die Pythagoreer. Diese behaupten, wie schon vorher angemerkt, dass die Zahlen Größen haben."

Aristoteles, M13.6, S. 397, Q. 1

Und ein Hahn allein ohne eine Henne kann vom Prinzip her keine Eier legen.

Hühner können mit ihren Eiern die eigene Rasse aufrechterhalten, wie andere Tiere und Pflanzen mit ihren Samen sowie der Mensch.

Würde nun der Mensch immer sofort alle Eier aufessen und die Hühner drohen auszusterben, wie viele bedrohte Tierarten sind heutzutage scheinbar vom Aussterben bedroht.

∞

Ob dies jemals wirklich so ist oder ob ein Tier, einmal hervorgebracht, in Ewigkeit existiert, ist im Zusammenhang ein anderes Thema von Ewigkeit in Wahrheit.

So gäbe es nun folglich auch keine Eier mehr, und keine tierische Nahrung aus Eiern würde mehr existieren.

Das Wissen um das Huhn wiederum steht jedoch stets fest. Hühner brauchen weder den Menschen, der sie nährt, noch dass er sich um sie kümmert. Jedoch sind Hühner, wenn der Mensch ihren Dienst braucht, in Existenz im Dienst der Schöpfung für den Menschen, ebenso wie Wasser und die Rahmenbedingungen des Menschen wie Luft und Licht das Fundament darstellen.

Ähnlich verhält es sich mit anderen Tieren wie einem *Lamm*.

Das *Lamm* hat eine Lebensspanne deutlich kürzer als die des Menschen und kann sich nur so lange fortpflanzen, solange die Gattung Mann und Frau enthält und die Tiere gesund sind.

Das Lamm kann dem Menschen als Nahrung dienen und mit seinem Fell weitere nützliche Dienste, wie wärmendes Material für Kleidung, bereitstellen.

Ist das Lamm einmal in Not, kommt der Mensch wiederum ins Spiel und kann mit Wasser und Nahrung aushelfen.

Es ist eine Balance aus Geben und Nehmen. Tier und Mensch helfen sich gegenseitig, und so kann, wenn die Herde eine große und gesunde Anzahl erreicht, auch das ein oder andere Tier als Opfergabe für die Schöpfung dienen, ohne die Art zu gefährden.

So ist es bei den meisten Herdentieren, die als Opfergabe gejagt oder generell getötet werden. Der Mensch muss eine Vorbereitung mit Werkzeug, Material und Zeit in den Prozess investieren, um sich dieser Speise annehmen zu können.

Hat der Mensch sich diese Fähigkeiten, Werkzeuge und Verarbeitungsmethoden angeeignet und das Tier nach bestem Wissen und den Möglichkeiten verarbeitet, ist der Wert an Nahrung sowie die Nutzung von Haut und Knochen für den Menschen in der Aufrechterhaltung, im Überleben und Fortbestehen der Menschheit immens groß.

“Wie sollte man Winkel, Figuren und andere Dinge dieser Art erklären? Es folgt daraus dasselbe wie bei der Lehre von den Zahlen. Denn auch hier geht es um Eigenschaften der Größe, doch aus diesen entsteht nicht die Größe, ebenso wenig wie aus Geradem und Krummem die Länge oder aus Glattem und Rauem der Körper entsteht.”

Aristoteles, M13.9, S.413 ff., Q.1

Völlig anders verhält es sich hier mit pflanzlichen Nahrungsquellen wie einem Olivenbaum, einem Walnussbaum oder dem Weizenkorn.

Ein Olivenbaum hat im Gegensatz zu jedem Tier auf Erden das Merkmal, dass er weit über tausend Jahre bestehen und sich entwickeln kann, ohne jemals auf den Menschen oder ein anderes Tier angewiesen zu sein.

Grundsätzlich verhält es sich mit Pflanzen so, dass jeder Baum und jede Pflanze ohne den Menschen existieren kann; umgekehrt kann kein Mensch ohne Pflanzen und Bäume überleben und existieren.

Ein Olivenbaum sowie andere besondere Baumarten haben eine so hohe Lebensdauer, dass diese mehrere Tausend Jahre alt werden können.

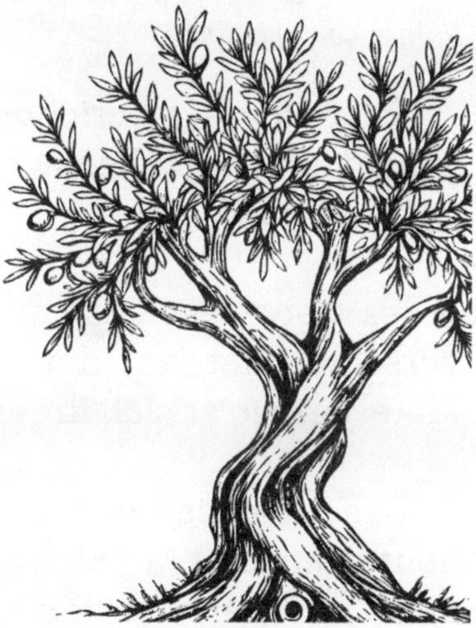

Jedoch erbringt ein junger Olivenbaum während seiner Reifephase und der ersten Jahre gar keinen Ertrag.

Bis die ersten reifen Oliven am Baum entstehen, vergehen in etwa zwanzig Jahre.

Nährt der Mensch sich nun von so einem jahrtausendalten Olivenbaum, nimmt er durch seine Frucht alle Erfahrungen aller Lebenszeiten dieses Baumes in sich auf.

So ist der Mensch auch durch den Olivenbaum mit der Schöpfung und Herkunft der Natur verbunden.

Beim Lamm ist es die Weitergabe der Erbinformationen im Tier, welches eigenständig aus der Schöpfung sein Dasein rechtfertigt. Das Lamm hingegen ist ein Tier voller Sanftmut und schwach in seinem Körper und gibt sich seinem Schicksal hin.

Hingegen sind Raubtiere wie der Löwe heutzutage vom Aussterben bedroht, was nicht etwa daran liegt, dass der Mensch in seiner Entwicklung begonnen hat, mehr Löwen als Lämmer zu töten, sondern daran, dass der Löwe im Zuge seiner Art ein starker Kämpfer ist, jedoch kein gutes Zuchttier.

Kein Löwe gibt sich kampflos geschlagen oder lässt sich vollständig kontrollieren.

Ein Lamm hingegen gibt sich seinem Schicksal hin weil Gott es für die Existenz in der Natur innerhalb der Menschheitsgeschichte erwählt hat.

IM GEISTE

∞

"Denn das Reich Gottes ist nicht Essen und Trinken, sondern Gerechtigkeit und Friede und Freude im Heiligen Geist."

Römer, 14.17, LU, Q.2

Das Schlusswort richtet sich an alle Menschen, die sich in ihrer ganzheitlichen Lebensweise mit *Gott* im Inneren dem Wohle der Gemeinschaft hingeben.

Jedes Lebewesen ist aus einem Prinzip erschaffen, und *Gott* verschwendet in der einen Schöpfung ebensowenig sein Material, wie er sich in seinem Werk irrt.

Das Leben seit Beginn des ersten Menschen ist im Geiste auch heute und jetzt in Existenz. Der Zeitgeist umfasst jede Erfahrung des Menschen und beinhaltet allen Fortschritt und Entwicklung, wie jede Substanz mit ihrer Verarbeitung und Technologie.

Insbesondere der Fortschritt mit den tatsächlichen Ansichten der Vergangenheit, mit existierenden Bauwerken wie den Pyramiden, ist unumstritten ein Werk, das im Einklang mit der Schöpfung erschaffen wurde.

Im Glauben an den Heiligen Geist, in sich selbst, mit der lebendigen Tat und der stillen Frage im Inneren nach Rat im tiefsten seiner eigenen Seele.

Es ist jedem Menschen im Rahmen seiner Macht und Entscheidung frei, und auch ein radikal einseitiger Lebensstil mit ausschließlich pflanzlicher Nahrung über viele Jahre hinweg kann definitiv gesund und ehrenvoll sein.

Wenn er denn mit den besten Lebensmitteln und ihrer Weiterverarbeitung wie Fermentation und im optimalen Fall frisch vom Feld genossen wird, und keiner schädlichen Umwelt ausgesetzt ist und auf einer einsamen Insel verläuft.

∞

“Er ist offenbart im Fleisch, gerechtfertigt im Geist, erschienen den Engeln, gepredigt den Heiden, geglaubt in der Welt, aufgenommen in die Herrlichkeit.”

1. Timotheus, 3.16a-d, LU, Q.2

Ist der Mensch nun aber im Wissen um das Tier und den Dienst des Menschen, ist es die Pflicht, dem Schöpfer im Prinzip einen Dank zu vollbringen, von diesem Zeitpunkt an alle sieben Jahre in einem Akt der Verherrlichung.

Diese Ausnahme ist mit der Tat die Körper- und Geist-Verbindung im Ausdruck der vergeistigten Substanz des Menschen.

Kein Löwe zieht auf den Ozean, um einen Blauwal zu beobachten, ebenso wenig wie kein Papagei jemals eine notarielle Verfassung erschaffen und verfassen kann.

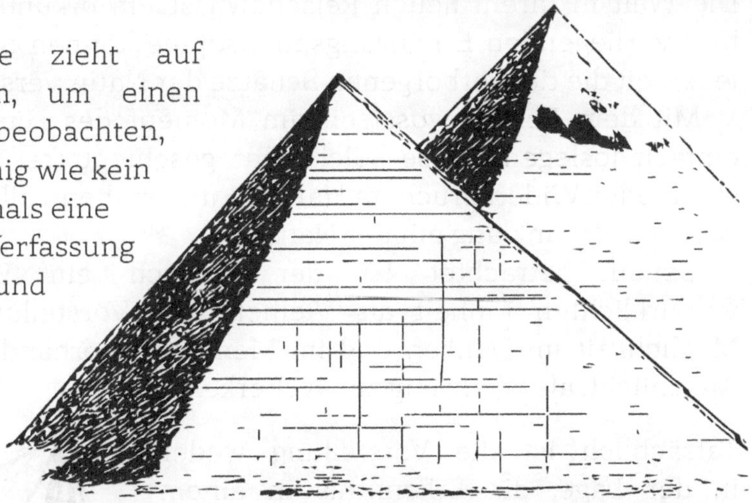

So ist es der Mensch, welcher emporgehoben vom Vater im Himmel, dem einen Schöpfer, mit einem Prinzip auserwählt ist, auf Erden, um *Gott* in seinem Namen zu loben.

Der Mensch ist auf Erden mit allen Lebewesen und allen Tieren und Pflanzen; im Zweifel dienen alle Tiere und Pflanzen der Menschheit mit dem Fortbestehen des Geistes in Wirklichkeit.

TEIL II - NAHRUNG AUF REISEN

∞

VOM GEIST ZUR SEELE

"So dringen wir Schritt für Schritt in die innere Welt unserer Vorstellungen ein und bewegen uns darin nach Belieben, indem wir das Sinnliche selbst benutzen, um uns von seinem Zwange zu befreien. Die Zeichen sind für das Denken von derselben Bedeutung wie für die Schifffahrt die Erfindung, den Wind zu gebrauchen, um gegen den Wind zu segeln."

Frege, S.51, Q.3

Die Welt in Ihrem neuen Reisebewusstsein erkunden. Mit der hier vorliegenden Ernährungsphilosophie können Sie jetzt und jederzeit die tief verborgenen Schätze der Natur verstehen.

Mit dem Reisebewusstsein im Moment des Hier und Jetzt einfach loslegen. Diese solche Tat geschieht frei von Widerstand oder Widerspruch im Handeln und stehen vollkommen im Zeichen als Einklang mit der Natur.

Genau betrachtet ist der Mensch ein Wesen der verwirklichten Einheit als Vielheit. Die Vorstellung ist eine Möglichkeit im Denken und im Menschen vorhanden, wie das Augenlicht, als Werkzeug zur Welterkenntnis.

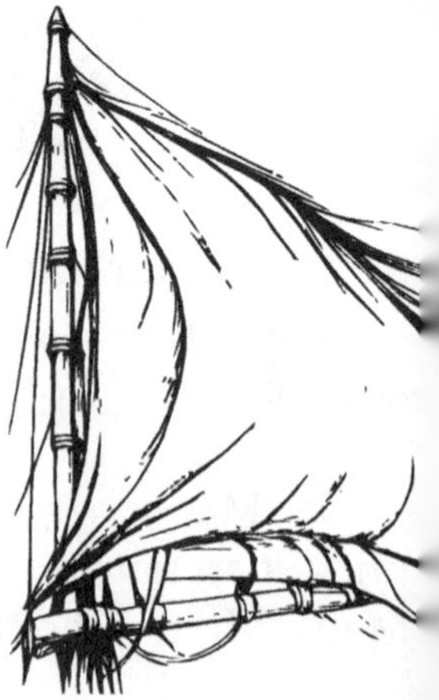

Tatsächlich ist die Vorstellung weder in der Lage, die Erkenntnis in einem Gegenstand zu enthalten, noch das Wissen über Erkenntnis im Zeichen des Gegenstandes.

Der Mensch ist Träger von Vorstellungen, hervorgehend aus seinen Gedanken, und er ist weder die Vorstellung noch der Gedanke selbst in Wirklichkeit.

Schritt für Schritt das in Ihrer Seele vorliegende Sinnliche für die unsichtbare Welt ertasten. Erleben im göttlichen Schein – dies aus Ihrer eigenen Seele heraus zu erfahren, bringt den Himmel auf Erden in Ihr Tagesgeschehen.

Ihre Naturverbundenheit auf Reisen entfaltet sich zunehmend. Die Zeichen und die Achtsamkeit für bisher Unbekanntes bestätigen sich in wahren Erlebnissen im Leben.

Die Entfaltung Ihrer Persönlichkeit beim Reisen kann durch besondere Lebensmittel zum Ausdruck gebracht werden. Kulinarisch die Lebensqualität aufwerten und den Genuss erhöhen.

Die hier vorgestellten Möglichkeiten umfassen einfache und anwendbare Methoden und die Perspektive, mehr aus Ihrem von *Gott* gegebenen Potential zu entfachen.

Das Wissen über Lebensmittel auf Reisen und die Konservierung durch Lagerung fundamentaler Nahrung auf Reisen kann in Ihnen Sicherheit und innere Ruhe hervorrufen, die sich ebenfalls spürbar beim Reisen bemerkbar machen.

∞

Die Möglichkeiten der Ernährung mit ihrer Heilkraft sind ein Fundament der menschlichen Natur.

Auf dieser Grundlage, die Sie immer frei in der Auslegung haben, gehen Ihre Entscheidungen stets mit Konsequenzen für die Gesundheit und Vitalität des Körpers einher.

Genuss ist relativ, und jeder empfindet anders. Ihre Ernährung gestaltet sich immer individuell auf jeder Reise neu, und nach Vorlieben sowie persönlichen Interessen können Sie bewusst die Zeichen setzen, um Ihren Reisegenuss zu steigern.

Einfach losgehen und unterwegs im Einklang mit der Natur jede Speise in Dankbarkeit und Genuss erleben.

Das bedarf lediglich der inneren Einstellung, aus Demut dem Leben und der Natur gegenüber.

REISEERFAHRUNG

∞

"Wir denken an die Fische, die wir in Ägypten umsonst aßen, und an die Kürbisse, die Melonen, den Lauch, die Zwiebeln und den Knoblauch. Nun aber ist unsere Seele matt, denn unsere Augen sehen nichts als das Manna."

4.Mose, 11.5-6, LU, Q.2

Jegliche Bewegung erfordert eine Aktion und die Konzentration in eine Richtung. Eine Bewegung in alle Richtungen, wie der Raum selbst, vermag allein das Prinzip in der einen Schöpfung.

Der Mensch ist im Bewusstsein, seinen Körper in zeitgleicher Bewegung zu haben. Das Erkennen seiner Bewegungen erfolgt immer aus dem Inneren heraus.

Der Mensch reist im schlussfolgernden Denken immer zuerst mit der Vorstellung in die Zukunft auf eine andere Art und Weise.

Auch wenn scheinbar die Reiseroute oder das Ziel dasselbe sind, entsteht aus der klaren Absicht auf die Handlung im Hier und Jetzt immer eine vollkommen neue Reiseerfahrung, wenn die Reise im Einklang mit der Seele erfolgt.

∞

Es ist die Ausrichtung seiner Seele auf eine unbestimmte Ernährungsweise, auf das vollkommene Manna, welches angepasst an jegliche Bedingungen einer Reise die Nahrung des Körpers und der Seele dient.

Die damit verbundenen Maßnahmen richten sich nach einem bestimmten Muster und gehen mit bewusstem Handeln einher. Wissen erfahren ist einhergehend mit einem bestimmten Akt der inneren Entscheidung zu einer bestimmten Vorstellung.

Jede Entscheidung ist das Resultat einer inneren Einstellung.

Gleichzeitig ist der Körper immer auf die Natur und eine Umgebung angewiesen.

Wir können uns nur dankbar für die Möglichkeiten schätzen, die in der heutigen Zeit für uns bereitstehen, um in der weiten Welt ein Erlebnis zu erfahren, das sich für jeden Menschen mit einer Reise verbinden lässt.

Die *Hermann Bros.™* präsentierten Ihnen einen kulinarisch vitalen Reisebegleiter, welcher Ihnen eine Möglichkeit bietet, in einem genussvollen Aufenthalt in der Natur erfüllende Lebensfreude zu erahnen.

∞

"Dass es nur einen Himmel gibt ist offenkundig. Wenn es nämlich mehrere Himmel - wie Menschen - gäbe, so würde zwar das Prinzip eines jeden einzelnen Himmels der Form nach Eines sein, der Anzahl nach jedoch Vieles."

Aristoteles, M12.8, S.370, Q.1

Sich frei von Sorgen über Nahrung oder die Ernährungsweise auf eine Reise zu begeben, ist dem Menschen im Glauben an seine Schöpfung das Geschenk vom Himmel.

Es ist ein sehr entspannendes Gefühl, zu wissen, dass einem immer alles bereitsteht, sobald man beschließt, sich der Natur auf Reisen anzuvertrauen. Lebensenergie lässt sich dann umso mehr auf die Erlebnisse während der Reise in einer Präsenz im Moment übertragen.

Das eigene Wesen beim Reisen gesund und vital in Lebendigkeit zu verwirklichen, liegt von Natur aus im Inneren des Menschen. Sein Bewusstsein in die Umwelt einzubringen, ist dem Menschen jederzeit möglich und sein göttliches Recht.

Sich in harmonischer Bewegung mit dem Wissen aus Jahrtausenden, sich im Reisen zu befinden, wie das der *Ägypter* oder *Maya* ist, jedem zugänglich.

Voller Lebenskraft wie die Urvölker oder die *alten Griechen* zu strahlen, ist die Gabe des Menschen mit der Wahrheit von Geist in der Welt.

"Im Schweiße deines Angesichts sollst du dein Brot essen, bis du wieder zu Erde wirst, davon du genommen bist. Denn Staub bist du und zum Staub kehrst du zurück."
1.Mose, 3.19, LU, Q.2

Es ist nur unmittelbar die von *Gott* gestellte Nahrung, die es einfach zu erkennen gilt. Prinzipiell kennt der Mensch die Veredelung um die gesandte Nahrung. Spätestens dann, wenn ein Lebensmittel verschimmelt oder verdorben ist, ist es wirklich und wissentlich gewesen, um die Nahrung.

Schimmel und Pilze können auch bei bestimmten Arten sogar gesund wirken und die Darmflora aufbauen.

Lebensmittel werden in Dankbarkeit verarbeitet, veredelt und weiter kultiviert. Dieses Geschenk liegt bereits in der Natur selbst, vorhanden und gesund, voller Vitalität und Lebensfreude.

Die Entwicklung an jedem Tag zu vollbringen, ist wie die Existenz von Sonnenschein und Regen eine Bestimmung der Menschheit.

∞

Jegliche Nahrung ist ein Heilmittel für den Körper und erst in zweiter Instanz mit Genuss der Sinne verbunden. Alles, was genussvoll schmeckt, dient in seiner Art auch der Verbundenheit seiner Sinne mit der Seele. Geschmack tritt durch den Menschen in jeder Substanz hervor.

Lasst eure Nahrung eure Heilmittel sein und eure Heilmittel die eure Nahrung – ermahnte bereits *Hippokrates* seiner Zeit die Kranken. Ganzheitliche Gesundheit ist dem Menschen jederzeit möglich, dies in genau diesem Sinn auch zu erfassen.

Jede Nahrungsaufnahme vollzieht sich auch zeitgleich im Geiste und mit Dankbarkeit für die Speise vom Schöpfer.

Wahrlich mit Dankbarkeit verspeist, ist das Lebensmittel vollkommen und wirkt sich aus auf das göttliche Leben im Dasein von Natur und Mensch.

Reisen ist die einzigartige Freiheit und die Möglichkeit für den Menschen, sich an jeden beliebigen Ort dieser Welt und weit darüber hinaus zu bewegen.

Eine neue Erfahrung tut sich an jedem Ort auf, unabhängig davon, ob man dieselben Gedanken oder Taten vollzieht; dies ist explizit dem Menschen vorbehalten.

“Notwendigerweise ist also das Vergängliche für jedes der vergänglichen Dinge entweder deren Substanz oder in deren Substanz enthalten. Dasselbe Argument trifft auch auf das Unvergängliche zu; beides nämlich gehört zu dem, was mit Notwendigkeit besteht.”

Aristoteles, M10.10, S.306, Q.1

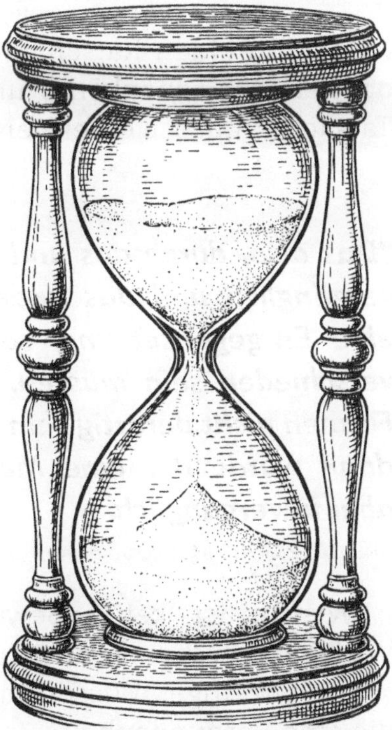

Fundamental ist es jedem selbst überlassen, ob er sich für einen Aufenthalt in der Natur, in der Stadt, im Land oder im Dorf entscheidet.

So ist durch die Freiheit der Ortswahl jeder selbst seines eigenen Glückes Schmied, und niemand muss sich in einer Situation wiederfinden, die völlig entfernt von seiner Lebensvorstellung und Erwartung ist.

Camping, Reisen sowie das Alleinsein in der Natur können die Selbstreflexion hervorrufen und wie eine Flamme das eigene Dasein entfachen.

Das innere Bewusstsein für die Natur und die Tiere erwacht zum Wohl der eigenen Existenz. Dies ist lebendige Nahrung in Verbundenheit auf der feinsten Ebene Diese beinhaltet die gesamte vollkommene Substanz der Nahrung in jedem einzelnen Lebensmittel.

Ein Lebensmittel ist somit auch ein verwirklichter Gedanke, und das geistige Brot vereint sich in der Nahrung.

Der Mensch lebt nicht von Brot allein, und jeder Gedanke an Essen, wie das Lebensmittel selbst, nährt ebenso die Substanz des lebendigen Leibes.

Jeder von uns kann sich dankbar für die Menschen schätzen, die bereit sind, in der Gemeinschaft mitzuwirken und sich aus dem eigenen Antrieb von innen heraus einsetzen.

Dies beginnt bereits im kleinen Anfang, bei einer scheinbar ersten, unbedeutenden Tat. Es ist wie beim Teilen von Lebensmitteln sowie beim Sammeln von Lebenserfahrung, durch Ernährung, Narben und Wissen über Lebensmittel.

Man kann einen Ratschlag beherzigen, anhören und jedem ein offenes Ohr schenken. Nur die Tat, die Entscheidung, als eine Tatsache, führt zu einer Veränderung des Bewusstseins.

∞

“Das also, durch das und nach dem als Erstes das eine Ding vergänglich und das andere Ding unvergänglich ist, enthält eine Entgegensetzung, so dass sie der Gattung [Art] nach verschieden sein müssen. Daraus geht klar hervor, dass die Formen nicht derartig sein können, wie einige behaupten; denn dann würde der eine Mensch vergänglich sein, der andere aber unvergänglich.”

Aristoteles, M10.10, S.306

Wissen ist keine Bewegung, sondern steht fest in der Wirklichkeit, bestehend im bereits vollendeten Tatsachen.

Gleichzeitiges Wissen im Dasein derjenigen Reise ist immer die eine Verbundenheit zur Schöpfung während des Reisens, mit der Konsequenz in der unvergänglichen menschlichen Erfahrung.

Jedes Reisen ist eine Handlung, und dies beinhaltet in der Tat bereits ihre Konsequenz. Bewusstes Reisen bringt das zum Ausdruck, was bereits vollbracht ist.

Keine Nahrung und auch kein jegliches Lebensmittel in seiner Konsistenz kommt von selbst, ohne eigenes Zutun, in oder auf den Körper.

Ob willentlich oder unter Zwang, weder in den Mund noch auf die Haut. Und wenn man sich entscheidet, nur gewisse, sozusagen bestimmte Lebensmittel und Nahrung zu verzehren, ist der Weg letztendlich entscheidend.

Hier ist bewusste Nahrungswahrnehmung mit Form, Farbe und seinem Geruch unmittelbar vor dem Mund, an der Nase, der erste Schritt, überhaupt zu verstehen, was man hier gerade vor sich hat, in den Mund zu führen.

∞

Kauen als etwas Körpereigenes und Intimes zu sehen, ist eine Betrachtungsweise, bei der man es als etwas versteht, das generell von der Natur im Außen kommt und in den Körper des Menschen hineingeht.

Der Geist als lebendiger Ausdruck ist in allem, was wir essen, enthalten, und so verbindet man den vollständigen Zusammenhang zwischen Lebensmitteln im Mund, der Verdauung im Magen und dem Wirken im Magen-Darm-Trakt, der den Körper, Geist und die Seele betrifft.

Wie *Albert Einstein* sagte, kannst du dich entscheiden, etwas zu tun und es umzusetzen. Aber sich willentlich zu entscheiden, ist ein Widerspruch.

Der gesamte Körper ist ein Teil des Weltganzen, wie die Tropfen Wasser, die eine Sache darstellen und verkörpern, nämlich den lebendigen Geist in Substanz.

Wasser besteht aus Wasserstoff und Sauerstoff in einer bestimmten Zusammensetzung. Wasser ist bereits dieses Naturelement, genau wie Luft, die ebenfalls aus Substanzen besteht. Wasser ist lebendig und hat eine aktive Form und Struktur, die seiner Herkunft entspricht. Das Wasser ist von der Lebendigkeit der Natur durchdrungen.

STRÖMUNG DER GEDANKEN

∞

"Zwar haben alle Wissenschaften Wahrheit als Ziel; aber die Logik beschäftigt sich noch in ganz anderer Weise mit ihr. Sie verhält sich zur Wahrheit etwa so, wie die Physik zur Schwere oder zur Wärme. Wahrheiten zu entdecken, ist die Aufgabe aller Wissenschaften; der Logik kommt es zu, die Gesetzte des Wahrseins zu erkennen."

Frege, S.156, Q.4

Als Mensch offen für die Wahrheit aller Dinge zu sein, sich selbst auf seiner Reise zu erfahren und als Gottmensch zu erkennen, ist jedes Menschen Anrecht von *Gott*. Ebenso hängen Licht und Helligkeit untrennbar zusammen.

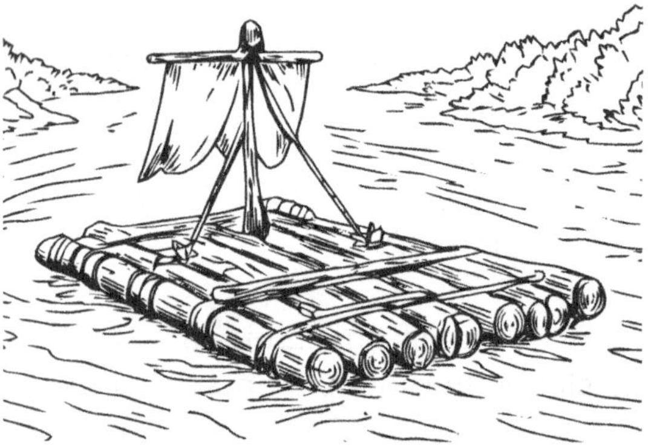

Wirft man weiter hierzu ein Stück Holz in einen Fluss, der lebendig und aktiv ist und sich fortbewegt, und in dem der eine Ozean aller Weltmeere mündet, so kann man sicher sein, dass die Strömung dieses Holz fortbewegt und transportiert, solange und soweit wie möglich, ob man dies bewusst vernimmt oder die Tatsache des treibenden Flosses einfach akzeptiert. So ist es auch mit der Luft und dem Feuer; diese sind alle in Bewegung und in Existenz.

So kann kein Mensch mit seinen Gedanken die Verdauung außer Kraft setzen oder den Atmungsprozess aufheben. Kurz: Luft anhalten – ja, da merkt man schnell hautnah und unmittelbar, wo man wirklich steht und wie bedürftig und abhängig man doch von der Natur und Umwelt ist.

Bewusstes Reisen bedeutet, sich in einer natürlichen Bewegung zu befinden, frei von Widerstand oder Widerspruch seines Wesens.

Der Mensch ist mit zunehmend entstehender Harmonie aus dieser seinen Bewegungen die eine Verwirklichung des göttlichen Lebens darstellen. Essen und Nahrung treten in die Umwelt des Menschen ein, um Heilung und Gutes zu bewirken.

Dieses Zusammenspiel der Natur mit dem Körper ist in seiner Bewegung frei von jeglichem Widerstand, wie Luft oder Licht, und steht im scheinbaren Widerspruch zur Naturwissenschaft.

Nahrung entsteht im Einklang mit der göttlichen Lebendigkeit und fließt in Harmonie mit der Umwelt zusammen. Die bewusste Entscheidung des Selbst macht bewusstes Reisen für jeden Menschen möglich.

Die Akzeptanz dieser Tatsache ist bereits ein erster Schritt, um das Leben auf bestehenden Tatsachen aufzubauen.

∞

“Ganz dieselbe Scheinschwierigkeit erhebt sich schon bei der Sprache. Diese soll die Entwickelung der Vernunft möglich gemacht haben; aber wie konnte der Mensch die Sprache schaffen ohne Vernunft?”

Frege, S.57, Q.3

Unterwegs zu sein und das Leben offen zu empfangen sowie *Gott* zu begegnen, geht immer, wenn die richtige Einstellung im Bewusstsein zum Vorschein kommt.

Vollbringt man mit einem kleinen Schritt die Vorbereitung und geht von seinem Wesen im Inneren mit den Gedanken in eine Handlung, vollzieht sich wahrhaft die vollkommene Speise.

Scheinbare Magie entfaltet sich mit Beginn einer ersten Tat in Natur und Umwelt. Ausdruck findet sie im Bewusstsein der vollkommenen Ernährung. Diese geht einher mit einem Wandel in der Lebensqualität, der bereits in Freude an den kleinen Dingen und in mehr Vitalität der eigenen Lebensweise sichtbar wird.

Alle Nahrung ist aus der Vorstellung heraus bereits in Existenz und wartet auf den Moment, im Dasein zu erscheinen und die Aktion zu entfachen.

Gleichzeitig ist der Mensch lebendig und unvorstellbar im Wesen sowie alles Unsichtbare in Existenz, womit sich die Wahrheit im Lauf der Zeit immer offenbart.

∞

"Der Gedanke gehört weder als Vorstellung meiner Innenwelt, noch auch der Außenwelt, der Welt der sinnlich wahrnehmbaren Dinge an."

Frege, S.184, Q.4

Nahrung und Essen erfolgen immer auch in einem geistigen Bewusstsein und sind mehr als die reine Tat mit der Aufnahme von Nährstoffen aus einer natürlichen Substanz.

Es ist das Zusammenspiel aus dem gleichzeitigen Bewusstsein von Geist in der Welt und der Natur. Als Mensch unterwegs sein in Demut und Dankbarkeit für die lebendige Nahrung und die Möglichkeit, zur Ehre des Schöpfers zu speisen.

Sich zu ernähren, was so einfach erscheint und mit der Nahrung umzusetzen ist, wirkt im ersten Moment unscheinbar.

Je besser man sich auf die Umstände und erdenklichen Situationen vorbereitet, desto intensiver kann die Reiseerfahrung sich gestalten.

Auf Reisen zu sein, ist immer etwas Besonderes und erfordert Achtsamkeit für die Fortbewegung, insbesondere für den Ort der Nacht.

Mit dem Bewusstsein, dass die kommende Nacht an einem anderen und eventuell auch unbekannten Ort stattfindet oder dass der Tagesablauf mit Ende und Ausgang vollkommen offen ist.

Unterwegs und auf Reisen spielen Konservierung und Lagerung von insbesondere frischen Lebensmitteln eine wichtige Rolle.

Das Transportieren beansprucht jedes Lebensmittel auf vielfältige Weise.

Man kann noch so sehr nach Vitalität und Gesundheit streben, fundamental ist hier einzig der Beginn und die innere Einstellung, und dass ein Bewusstsein für gesunde Nahrung für die geistige Heilung vorliegt.

Diese Einstellung entfaltet in der Nahrung von jeder Speise ihren Wert durch die stetige Wiederholung gesunder, hochwertiger und nährstoffreicher Speisen.

Es ist die *Tat*, im Vollziehen der Lebensweise, die sich mit der Zeit zum wahrhaften Jungbrunnen im Universum von Gesundheit und Krankheit eingliedert. Alles im absoluten Raum füllt das Leid und stärkt den Glauben, und so ist das bewusste Aufnehmen von lebendiger Gottesnahrung immer mit Sinn behaftet.

Wenn die Wucht des Regens oder die Hitze der Sonne auf das Antlitz prallt, ist der Mensch vollkommener Konfrontation mit seiner Selbst auf Erden.

Ob nun in der Wüste oder der Großstadt, man wird unmittelbar gebräunt, allein durch ihr Erscheinen, auch wenn man aus anderen Gründen kam. Ohne eine zu oder sich ihr entgegenstellen, geschieht etwas als Konsequenz im Raum.

Den Tatsachen der Natur in ihrer Wirkung ist jeder umgeben, wer die Wirklichkeit vollkommen im Dasein erkennt.

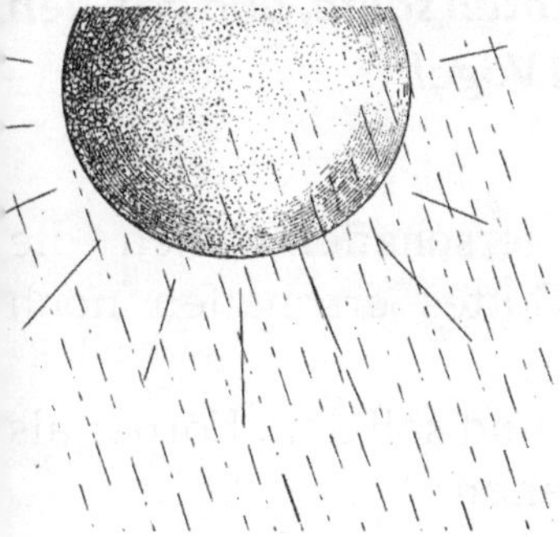

Der *Hermann Bros.*™ Ernährungskompass bietet Ihnen essentielle Lebensmittel und fundamentale Methoden der Verarbeitung für jede Reisesituation.
Ob bei einem längeren Reiseaufenthalt oder einfach bei lokaler Fortbewegung, Sie sind jederzeit bestens unterwegs.

ÜBER NAHRUNG

∞

Gesunde Nahrung ist einfach das, was einem nach dem Verzehr gut bekommt und das Leben aufwertet. Eine Frage jeglicher Art einer Nahrung zu stellen und auch eine Antwort zum Sinn und Zweck dieser Nahrung zu erhalten, kann nur jeder Mensch in seinem Inneren selbst in Erfahrung bringen.

Fundiert betrachtet steht die Qualität der Nahrung immer im direkten Zusammenhang mit der Qualität des Lebens.

Eine Antwort ist jedoch nur von wahrhaftigem Sinn und Bedeutung, wenn sie vom Schöpfer kommt.

Ob auf direktem oder indirektem Wege, durch die Natur oder einen Menschen, Nahrung ist immer auch die Wahrheit der Dinge.

Sobald die Eins als erste Zahl definiert ist und die Sechs als erste *Vollkommene* ihr Dasein definiert, ist jeder Tropfen zugleich Trinkwasser des Menschen.

So enthält ein See mindestens einen Tropfen und vereint vielfach alle Weltmeere der Erde.

Die Zeichen einer Antwort, die wirklich von *Gott* kommt, gehen immer einher mit der Aktion infolge der Antwort selbst.

Sobald man sich dieser Antwort erst einmal annimmt und sie infrage stellt oder kritisch betrachtet, offenbart sich ihr Ursprung und die Quelle.

∞

"Er bestimmte, dass alles Fleisch ihn fürchten sollte, und gab den Menschen die Herrschaft über Tiere und Vögel."
Sirach, 17.4, LU, Q.2

Der Mensch hat die Technologie erschaffen, doch die Technologie hat weder die Nahrung Gottes erschaffen noch diese hervorgebracht.
So ist die Nahrung eine Art Bestimmung und soll dem Körper als Fundament seines göttlichen Tempels dienen.

Nahrung, die aus Technologie hervorgeht, ist im Kern immer von *Gott*. Die daraus entstehenden Lebensmittel können dem Menschen in Kombination dienen und den göttlichen Fortschritt als Menschheit mit diesen Tatsachen in Existenz ehren.

Technologie kann *Gott* oder den Geist von *Gott* in der Welt aber niemals gleichstellen oder vollkommen ersetzen, sowie sich nie lösen oder abtrennen.

Technologie und Nahrung sind unabhängig und frei voneinander; sie wirken im Fortschritt des göttlichen Menschenwerks als künstliche Technologien, denn sie führen den Weg in der Natur mit all ihren verborgenen Möglichkeiten.

∞

Das Was sowie auch das Warum sind in sich bekanntlich immer in Abhängigkeit vom Betrachter und dem Betrachtenden.

Dass das Warum bestimmter Umstände im ethischen Sinne einer artgerechten Tierhaltung mit dem anschließenden Verzehr zusammenhängt, kann nur der Mensch beantworten.

Es ist die Dankbarkeit für die Schöpfung als Speise zur Ehre. Der Sinn des lebendigen Tieres, gleichgültig welcher Art und Herkunft, erfüllt sich immer automatisch, sobald das Tier sich dem Menschen als die eine Krone der Schöpfung fügt.

Eine ausschließlich pflanzliche Ernährung ist langfristig die extreme Variante, und allein ausschließlich tierische Lebensmittel auf Dauer sind ebenfalls eher zum Verzehr abratend.

Der Mensch ist die Mischung seines Lebens. Er ist in seiner Umgebung und seinem Wohnort eingebunden in die lokalen Gegebenheiten wie Atemluft und Leitungswasser.

Wenn es um Tiere geht, trägt der Mensch im Handel Sorge für das Wohl der Tiere und ihre Tierhaltung.

Nahrung, die wir physisch in den Körper aufnehmen, vollzieht sich einmal und hat Auswirkungen mit stets Konsequenzen für den Körper.

Das ist diese Beziehung von Ursache und Wirkung in ihrer vollkommenen Betrachtung.

Es ist, wie in der Physik, dieser sogenannten Naturwissenschaft, dass auch der Geist und der Schöpfer selbst alles in sich enthält.

Die Erhaltung der Schöpfung und der Wirkung im Prinzip ist der fundamentale Satz von Göttlichkeit.

Alles, was man in seinen Körper hineingibt, sei es eine kleine Frucht wie eine Art Beere oder eine Walnuss, ein Stück Käse oder ein Ei, roh oder gekocht, wirkt auf den Körper mit allen Umständen vollkommen ein.

Das Bewusstsein und die innere Einstellung seines Wesens sind immer frei von dieser Einwirkung, jedoch ist die Substanz des Fleisches immer vorhanden.

∞

Die Beziehung zwischen Nahrung und Körper, gleichzeitig Dasein mit der Vorstellung und den Gedanken. Ist man nun verdorbene Nahrung, so kann man sich auch bestmöglich auf die Verarbeitung und die Prozesse im Körperinneren einstellen, jedoch sind die Entstehung und die Vollendung mit einem Weg versehen.

Es ist die Akzeptanz, der Nahrungsaufnahme und ihrer Verarbeitung gleichgültig, ob der Geist sich am Geschehen in der Seele beteiligt oder sich enthält.

Der Mensch selbst hat die Möglichkeit, durch die Macht seiner inneren Entscheidung und Einstellung sich immer zugunsten der wohltuenden göttlichen Nahrung zu positionieren.

Alles hat seinen Sinn, und jede Nahrung, die in den Menschen hinein geführt wird, ist nur zum Guten und dient der Erbauung des göttlichen Tempels, also des Menschen in seinem Körper.

Bei jeder Handlung und bewussten Entscheidung zur Nahrungsaufnahme hat der Mensch die Möglichkeit, in sich den Dialog mit *Gott* zu führen und nach dem Sinn und der Bedeutung dieser Nahrung zu fragen.

Vertraut man auf die Gottesstimme in einem selbst, aus der Erfahrung des ersten Menschen mit seiner Umwelt in der Natur, gibt es nur die Wahrheit, und *Gott* hat immer eine Absicht hinter jeder Tat.

Wenn man sich nun auf das innere Wesen bezieht und den menschlichen Instinkt, der sich in vollkommener Harmonie mit der Natur ausdrückt, weiß der Mensch immer, welche Nahrung ihm gut tut und welche besser zu meiden ist.

Der Mensch heute hat sich weit entfernt von der ursprünglichen Nahrung, und es gilt, das Bewusstsein für das zu haben, was wirklich ist.

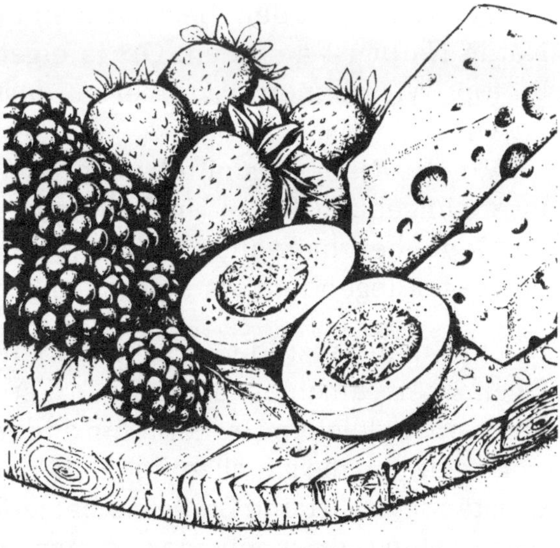

In diesem "Genial Reisen Gesund Essen Kompass" legen wir Ihnen einen Baustein in das Fundament einer Ernährungs-philosophie auf Reisen.

Dies basiert auf logischem Menschenverstand, Wissen aus Erfahrung und Recherche für Sie, mit den wertvollsten Informationen aufgearbeitet.

Somit stehen für Ihr kulinarisches Abenteuer und Ihre unvergesslichen Reisen alle Wege offen.

Die *Hermann Bros.™* Redaktion zeigt hier hauptsächlich die essentiellen Werkzeuge und allgemein bewährtesten Methoden für nährstoffreiches und gesundes Reisen.

ORT UND HERKUNFT

∞

Es treten Tatsachen im Räumlichen zum Vorschein, welche der Mensch so nur akzeptieren kann. Dies mit seinem ganzen Wesen als Mensch auch zu akzeptieren, mit dieser lokalen Gebundenheit in seinem Dasein.

Beschäftigt man sich mit sich selbst, allein und frei aus sich heraus, ohne Zwang, bietet sich immer die Gelegenheit der wahren inneren Erkenntnis der eigenen Göttlichkeit.

So ist es auch mit dem Beschäftigen mit der Natur innerhalb der Natur. Natur ist an jedem Ort ja eigene Vielfalt und das eigene Biotop. Wir können akzeptieren, dass gewisse Umstände sich auswirken.

Auf die Nahrungsmittel und in Wechselwirkung stehen zu ihrer Umgebung. Diese Umgebung ist das Biotop, bestehend aus der Bodenbeschaffenheit im Grundwasser, dem Regenwasser und den tiefer liegenden Gesteinsschichten und ihren Mineralien.

Nimmt man jetzt den exakt selben Samen und pflanzt ihn zweimal ein, an einem anderen Ort, erhält man unabhängig von seiner gleichen Herkunft ein anderes Ergebnis.

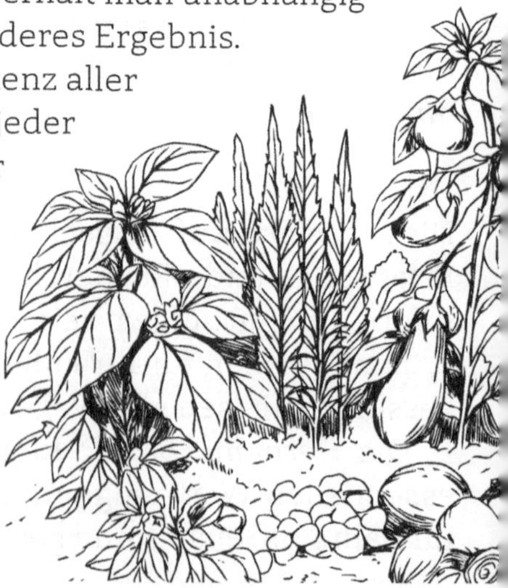

Es geht um die gleichzeitige Existenz aller Umstände an Ort und Stelle. So hat jeder Samen stets, wie er sein mag, immer fest in seinem Dasein ab dem ersten Wachstum diesen einen Ort.

Dieser Ort ist sein Erblühen.

Es geht um die Wahrheit, und diese zeichnet sich durch den Raum aus, in welchem der Mensch existiert.

Die Bewegung, welche alle Substanz in Verbindung hält und diese eine Bewegung berührt, zu jeder Zeit und an jedem Ort, die Natur mit den Menschen.

Geht man jetzt an sein Bewusstsein heran, mit dem Wissen von der Wahrheit seiner Existenz und der Erkenntnis der Schöpfung.

Aus einem Schöpfer offenbart sich zugleich jeder Sinn in jeder Bewegung und die Wahrheit als Tatsache im Ausdruck.

So ist es mit den Pflanzen der Natur: Jeder in sich kann sein eigenes Wesen an einem Ort kultivieren.

Es kann durchaus vorkommen, dass man in der Heimat gewisse Nahrungsmittel wie Obst und Gemüse, zum Beispiel Steinobst, schlecht verträgt oder sich unwohl fühlt.

Es ist dieses Wahrnehmen der Umwelt in der Pflanze, das unmittelbar auch beim Menschen beim Verzehr dieses Obstes eindringt.

∞

Es ist dieses Biotop, in dem die Pflanze gewachsen ist, das vollständig in ihr jede Information ab dem ersten Spross kennzeichnet.

So ist die Pflanze Teil ihrer Umwelt; der Mensch ernährt sich sowohl durch seinen Geist als auch durch die Nahrung der Natur.

Der Mensch lebt nicht vom Brot allein, sondern von der Existenz der Natur in all ihrer tiefen Verbundenheit.

Geht man einmal an einen Ort und pflanzt dort einen Samen, entfernt man sich gleichzeitig an einen anderen Ort, während die Welt in ihrem Dasein sich bewegt.

Das eine vorhandene Wachstum des Samens ist bereits vollbracht. Zeitgleich ist immer die Gegenwart, die aufbauende Jetzt-Moment-Abfolge.

Alles geschieht gleichzeitig, und es ist immer im ersten Moment vollkommen. Das ist die Tatsache und Wahrheit.

So ist jeder Same, der jetzt ins Feld eingeht, ewig wie das Wort und die Tat des Menschen im Ausdruck von Göttlichkeit und Herkunft des Menschen.

Der Ort ist ein Punkt im Raum. Dieser Punkt ist auch der Raum in seiner Vollkommenheit. Überall gleich sein ist Raum.

Als ein Raum im Ausdruck eines Punktes. Es gibt Lebensmittel, die unter der Erde wachsen, und es gibt solche, die über der Erde wachsen.

Jedes Nahrungsmittel ist an dem Ort, an dem es wächst, in seiner Zusammensetzung von Nährstoffen, seiner aktiven, lebendigen und bioverfügbaren Substanz, einzigartig.

Erdbeeren aus einem Busch sind bereits wenige hundert Meter weiter. Auf einem zweiten Erdbeerstrauch können die gleichen Früchte sein, und dennoch unterscheiden sie sich in ihrer Zusammensetzung sowie in der Nährstoffzusammensetzung und der daraus resultierenden Bioverfügbarkeit für den Menschen.

Es ist in jeglicher Hinsicht abzuraten, sich auf eine bestimmte Ernährungsweise oder eine Art der Ernährung festzulegen.

Denn der Mensch sollte möglichst ganzheitlich gesund sein.

Dass jede Frucht und jedes Gemüse sich optimal den Umständen entsprechend ausrichtet, ist seiner Fähigkeit zur Bewegung und Positionierung zusammenhängend.

So hat die Natur der Pflanzen sich immer ausgerichtet und nur die Wahrheit der Veränderung und einer Bewegung ist feststehend.

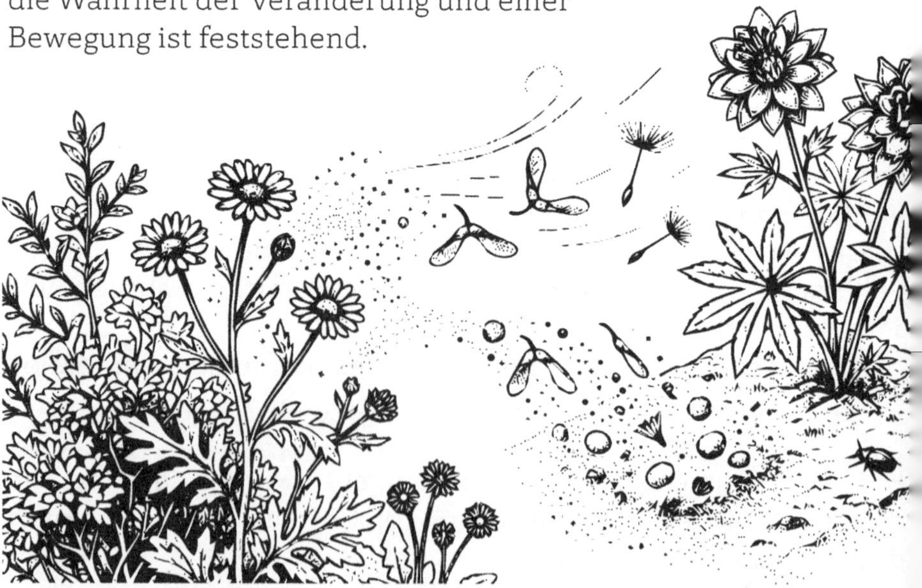

LEBENSMITTEL ZUM MITNEHMEN

∞

Die Natur und das Erleben einer Reise sind immer eine Momentaufnahme. Die Dynamik des Menschen bedeckt alle Gebilde wie zur Eiszeit.

Es gibt bestimmte Lebensmittel, die sich besser unterwegs zum Mitnehmen eignen als andere. Diese lassen sich gut lagern, mitführen und sind einfach in der Zubereitung.

Die am besten geeigneten Lebensmittel für Camping und eine längere Reise oder Wanderung sind jeweils spezifisch besser geeignet für ihren Zweck.

Die *Hermann Bros.™* Redaktion stellt Ihnen im Weiteren die entsprechenden Lebensmittel vor.

Zudem stehen in einem grafischen Schaubild mit einer *Reisen-Lebensmittelpyramide* fundamentale Informationen und essentielles Nahrungswissen kompakt bereit.

∞

Der erste Teil dient dazu, Ihnen eine Übersicht über Lebensmitteln und Möglichkeiten zu geben, damit Sie einen Eindruck erhalten und die beste Wahl für Ihre Reise treffen.

Das Motto des Campers lautet: *Einfach umsetzbar.* Es gibt eine große Auswahl an gesunden, wertvollen Lebensmitteln.

Wir stellen Ihnen die von Hermann Bros. langfristig bevorzugten Nahrungsquellen vor. Diese sind gut zum Transport geeignet. Unterwegs kommt es zu vielen Veränderungen, etwa den Raumbedingungen zum Verstauen.

Man kann dieses unterwegs sein auch als eine Art strapazierte oder bedingte Anforderung an das Lebensmittel stellen.

Es gibt Lebensmittel, die von Grund auf besser geeignet sind, ihrer Substanz, Beschaffenheit, Witterung und Umständen entgegenzuwirken, was sie vollwertig erhält.

LAGERUNG

∞

Die Lagerung von Lebensmitteln spielt auf Reisen eine wesentlich größere Rolle als in einem kurzen Transport in die heimische Küche.

Haltbare oder frische Lebensmittel lassen sich immer unterschiedlich mitführen und konservieren. Jedes Lebensmittel kann auf verschiedene Weisen miteinander gelagert werden.

Die meisten Lebensmittel haben frisch jedoch nur eine kurze Haltbarkeit von wenigen Tagen. Andere Lebensmittel hingegen wieder von mehreren Wochen, wie Knoblauch oder Tomaten, Monaten, wie Kartoffeln, und sogar von Jahren, wie manches Trockenfleisch, Samen und Körner.

Es kommt ganz darauf an, was Sie auf Ihrer Reise geplant haben.

Wichtig und essenziell sind bestimmte Lebensmittel auf jeden Fall, und es ist immer wertvoll, diese dabei zu haben. Es gilt zu beachten, dass die Mischung und die Kombination von haltbaren Lebensmitteln, wie Kartoffeln, Reis oder Getreide, mit frischem Obst wie Beeren und Gemüse wie frischem Basilikum, sinnvoll ist.

Das mit frischen, wertvollen Lebensmitteln wie Beeren kombinierte Eiweiß und Fette aus Nüssen ist sehr wertvoll.

Zudem sind frisches Obst und Gemüse besonders wichtig.

Insbesondere frisch vom Feld geerntetes Obst hat eine innere Energie und Ladung, die nur frische Lebensmittel in ihrem aktiven Zustand so beinhalten.

Bietet man nun die einzigartigen Chancen, da sein die Existenz der Menschen, kann man gewiss Resultate beobachten, welche diesen angebotenen Chancen vollkommen gerecht werden.

Ist das Wissen einmal im Umlauf, erhebt sich das Bewusstsein für das eigene Leben von innen nach außen.

So ist es auch mit der Lagerung von Lebensmitteln. Führt man Lebensmittel unter bestimmten Bedingungen und mit Gegebenheiten an Ort und Stelle zu, ist die Haltbarkeit garantiert und die Freude an der Nahrung umso größer.

Die korrekte Lagerung ist somit direkt im Zusammenhang mit der Haltbarkeit der Lebensmittel.

∞

Jedes Nahrungsmittel bedarf einer bestimmten Lagerung und eines besonderen Umgangs auf einem Transportweg.

Diese Bedingungen der Lagerung variieren stark zwischen frischen und haltbaren Lebensmitteln. Es ist die Form der Art seiner Substanz, aus der das Lebensmittel in der Natur hervorgeht.

Befindet man sich unterwegs auf Reisen, hat man meist einen limitierten Lagerraum und begrenzte Möglichkeiten der Konservierung.

Die Lagerung und Mitnahme im Transport von Lebensmitteln:

Es ist ratsam, sich auf bestimmte Lebensmittel zu konzentrieren und aus der Vielfalt bewusst ausgewählte besondere Lebensmittel mitzuführen und zu lagern.

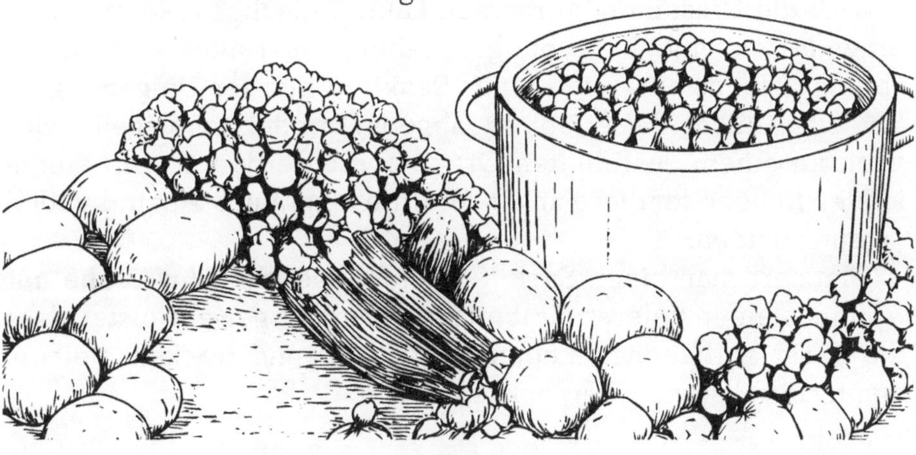

HALTBARKEIT

∞

Lange Haltbarkeit ist das Resultat einer korrekten Lagerung und richtigen Konservierung der jeweiligen Lebensmittel.

Es ist eine Tatsache, dass schlecht gelagerte Lebensmittel, obwohl sie in der Regel auch Wochen halten, ihre Haltbarkeit deutlich schneller verlieren, wenn sie falsch gelagert werden.

Es gibt von Natur aus Lebensmittel, die länger haltbar sind als andere. Haltbarkeit kann man jedoch auch künstlich verlängern, indem man spezielle Lagerungsmethoden wählt und sich bewusst für bestimmte Arten der Konservierung entscheidet.

Haltbarkeit kann grundsätzlich auf vier Wegen entstehen:

- *Durch Kälte in Form von Eis und Eiswasser,*
- *Von Salzsteinen mit einer Salzkonservierung,*
- *Durch Hitze, wobei diese Methode auch zum Rosten und Räuchern von Lebensmitteln genutzt wird,*
- *Mit Ölen und Marinaden*

Diese sind sehr spezielle Haltbarkeitsmethoden, wie sie traditionell und seit Menschengedenken angewendet werden.

Wer die Umstände betrachtet, kann Einfaches erkennen und pragmatisch eine Umgebung schaffen, um Haltbarkeit herzustellen. Lebensmittel von einer Reaktion mit der Umgebung zu hindern, indem diese isoliert abgepackt oder versiegelt, oder auch an einem bestimmten Ort gelagert werden, wie in einem kühlen Keller oder diese unter der Erde vergräbt, bleibt indivudell zu entscheiden.

Platziert man einen Sack Kartoffeln oder eine Art Truhe mit Äpfeln in einen tieferen Graben (etwa 1 m), ist gewährleistet, dass die darin enthaltenen Lebensmittel kühl und trocken bleiben, wenn sie vollständig verpackt sind.

In der modernen Zivilisation ist ein solcher Ort wie ein Raum unter der Erde als Vorratskeller eher die Ausnahme, sollte aber immer im Gedächtnis bleiben.

Im Vorratskeller lagert man konservierte, wertvolle und veredelte Lebensmittel auch von Tieren, wie Käse und Wurst, wobei die Lagerung mit der Umgebung zu beachten ist, und die Nahrungsmittel in ein System mit Regalen und Ebenen eingeordnet werden.

Die Zubereitung hochwertiger Lebensmittel auf Reisen sollte sich im Idealfall schnell und einfach gestalten lassen. Einen Bergsalzstein dabei zu haben, ist immer ein gutes Fundament zum Kochen, Konservieren oder im Wasser aufgelöst, um den Körper effizient und schnell mit wichtigen Salzmineralien zu versorgen. Vermischt mit Wasser einer Brunnen- oder Bachquelle erreicht man ein hochwertiges, energetisches Elektrolytewasser. Der Punkt, an dem das Wasser die höchste Menge an Salz aufgenommen hat, ist eine gesättigte Lösung und führt dazu, dass der Stein im Wasser seine Form aufrecht erhält.

Eine gesättigte Salzsole hat etwa 36 % Salzkonzentration. So hat auch jedes Lebensmittel eine bestimmte Menge an Salz, die vom Wasseranteil im Lebensmittel bestimmt wird.

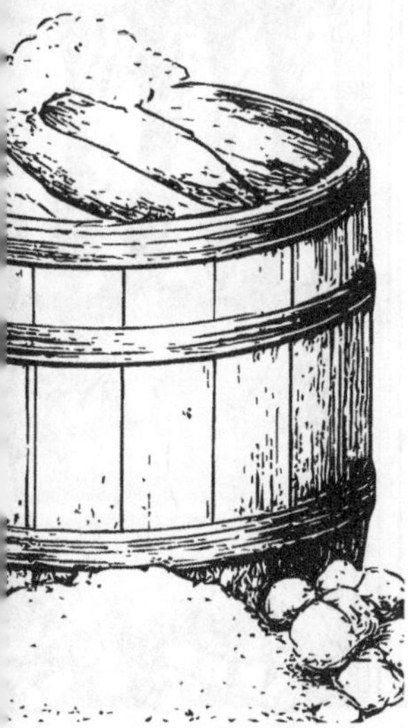

Wasserreiche Lebensmittel wie Früchte und Gemüse können mehr Salz sowie auch Zucker quasi aufsaugen.

Hier kommt es ganz darauf an, wie viel und ob Sie vorher angemischtes Wasser zum Lebensmittel hinzutun.

Ein Teelöffel Naturzucker aus Rüben, Honig oder Sirup im Verhältnis zu 1 Liter Wasser kann bei Wunsch nachgegeben werden. In Sauerkraut sind 2 Esslöffel (etwa 20 Gramm) auf 1 kg Kraut, und allgemein Obst sowie Gemüse folgen dieser Richtlinie.

Eine Wassermischung mit wenigen Prozent Salz oder Zucker, verarbeitet mit frischen Lebensmitteln, kann eine sehr gute Haltbarkeit und Zunahme der enthaltenen Nährstoffe bewirken. Obst und Gemüse lassen sich ideal mit Salz- und Naturzuckerarten veredeln, aufwerten und lange haltbar machen.
Hingegen sind Fisch, Fleisch sowie Käse auf andere Weise zu konservieren, wie mit Hitze und Wärme.

∞

Fisch und Fleisch, schonend geräuchert und mariniert, sind sehr genussvoll, erhalten Frische und sind lange haltbar.

Käse bildet am Rand seiner Form eine Schutzschicht, solange der Käse innen dicht und versiegelt bleibt. Mit einer Schicht, etwa aus Schimmel, ist auch Weichkäse sehr lange haltbar. Hartkäse kann aber offen auch noch lange haltbar sein.

Nüsse und Kerne lassen sich am besten noch frisch verarbeiten, wenn ihr Wassergehalt im Inneren hoch ist. Geröstete Samen wie Buchweizen oder andere sind eher unnötig. Rösten und jegliche Wärmebehandlung sind ideal für alle Nüsse. Ihre Protein- und Fettstruktur bleibt lange aktiv.

Rösten bietet insbesondere für Nüsse wie Haselnüsse, Mandeln und Walnüsse eine wertvolle Schutzschicht und bessere Lagerbedingungen, auch gegen Schimmel, und ermöglicht die Verwertung ihrer bioaktiven Fette und Spurenelemente durch diese Trocknung.

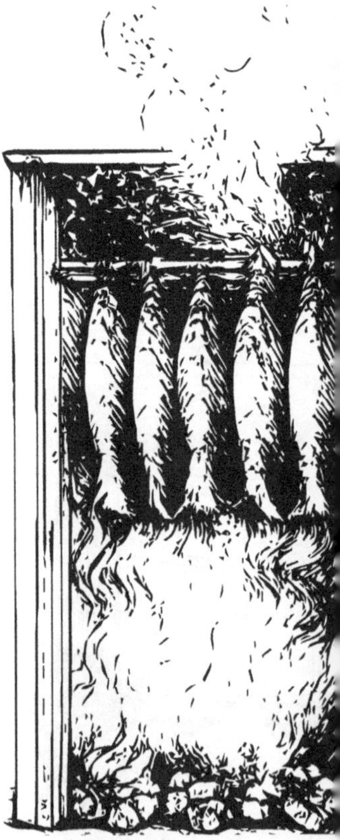

TROCKNUNGSMETHODEN

∞

LAGERUNG

"So sind etwa Ursachen des Menschen seine Elemente, Feuer und Erde als Materie und die spezifische Form und ferner noch etwas anderes Äußeres - der Vater nämlich - und neben alledem die Sonne und ihre schiefe Kreisbahn."

Aristoteles, M12.5, S.357, Q.1

Vor Jahrmillionen betrat der vergeistigte Mensch die Bühne der Erde und beobachtete die Natur. Eines Tages geschah der Moment, in dem der erste Mensch eigenständig ein Feuer erlernte.

Die Macht des Feuers ist einer der Gründe, warum der Mensch in alle Regionen der Welt vorgedrungen ist und selbst in den kältesten Regionen bestehen konnte.

Es ist neben der menschlichen direkten Nahrung von der Natur auch erstmals eine bewusst nutzbare Energiequelle in Form von Wärme und Hitze entstanden.

∞

Dies hat der Mensch erkannt und die Methode ihrer Anwendung auf seine Lebensmittel erschlossen. Feuer dient dem Menschen auch dazu, jegliche Art von Werkzeugen und Instrumenten herzustellen, wie die der ersten Gold- und Silbermünzen.

Alles Zwischenmenschliche und Gesellschaftliche im Dasein basiert auf dem gemeinsamen Nutzen von Feuer und jeder verwirklichten Möglichkeit daraus.

Feuer und Hitze zu erschaffen und zu nutzen, ist das göttliche Privileg des Menschen. Alles kommt mit der Flamme und ihrer einzigartig ausstrahlenden Wärme einher.

Der Mensch hat die bei der Verbrennung von Holz und anderen pflanzlichen Materialien frei werdende Wärmeenergie genutzt und aufbauend auf Feuer und Hitze alle modernen Materialien hervorgebracht.

Feuer trat in das Leben des Menschen ein und erweiterte seine göttlichen Möglichkeiten durch die Veredelung und Weiterverarbeitung von Nahrung. Als der Mensch lernte, selbst Feuer zu machen, und natürliche Brände unnötig wurden, hat das vergeistigte Leben ein neues Zeitalter im Fortschritt der Menschen hervorgebracht.

Ob durch Blitzeinschlag entzündete Gräser oder selbst entfachtes Feuer – die bei der Verbrennung frei werdende Energie machte sich der frühe Mensch auf vielfältige Weise zunutze.

∞

Dank der Wärme und des Potenzials des Feuers konnte er in Gebiete vordringen, die zuvor wegen des kalten Klimas unmöglich zu besiedeln waren.

Kochen, Braten und Einziehen von Nährstoffen in Suppen machten diese zudem verdaulicher und erschlossen in sich auch einen Anteil der in ihr aktiven Wärmeenergie in den Vitaminen.

Ohne Feuer stünde hochwertiges Fleisch nur selten bis nie auf dem Speisezettel, da der Mensch rohes Fleisch nur sehr eingeschränkt verwerten und verdauen kann.

Auch einige pflanzliche Nahrungsquellen, wie im rohen Zustand unverarbeitete Hülsenfrüchte wie Bohnen und Linsen, können nur gekocht, gekeimt oder aufgeweicht erst gegessen werden.

Fisch kann jedoch bereits roh sowie gekocht, eingelegt in Öl und Salz, sogar nährstoffreich bleiben, wie im frischen Zustand.

"Er hat dich vor Feuer und Wasser gestellt: Wähle, was du willst! Der Mensch hat vor sich Leben und Tod; was er wählt, wird ihm gegeben werden."
Sirach, 15.16-17, LU, Q.2

Das Leben ist mit Wärme und Wissenschaft untrennbar verbunden. Feuer ist ein Phänomen des Himmels, im Zusammenwirken von Sonne zur Erde in der Luft als Licht im Blitz und Feuer mit Hitze im irdischen Dasein.

Feuer dient den Menschen seit dem ersten kalten Tag als Wärmequelle und göttliche Gabe vom Himmel. Die Natur ist das Milieu und der Meister seiner Substanz, was in der Entwicklung der Menschheit von unschätzbarem Wert ist.

Feuer mit Wärme kann unerwünschte Bakterien in der Nahrung abtöten und Lebensmittel durch Räuchern und Rösten haltbar machen. Sogar veredeln mit Aromen von Heilpflanzen ist das Räucheraroma ein Genuss für die Verdauung.

Echtes Feuer basiert auf der Verbrennung pflanzlicher Rohstoffe wie Ästen, Holzstämmen, Blättern und Gräsern. Diese beginnen nur bei einer gewissen Trockenheit zu brennen. Tipp: Das Pulvertrockene innen anzünden, und je weiter außen, desto feuchter und nasser darf es sein.

Idealerweise nutzt man Pflanzen und Holz mit Harzen und wertvollen Aromen, um die Flamme intensiver zu gestalten und den Rauch in seiner tiefen Dichte zum Veredeln zu verwenden.

Mit der Beherrschung des Feuers sicherte sich der Mensch seine Existenz und Vorherrschaft über die Natur. Von all diesem Fortschritt profitierte vor allem ein Organ: das Gehirn im göttlichen Bewusstsein seiner Entwicklung.

Die Meisterung des Feuers wurde zu einem bedeutenden Merkmal in der geistigen Evolution des Menschen.

TROCKENFRÜCHTE

∞

Getrocknete Früchte sind haltbar, bioaktiv und wertvoll an besten Nährstoffen sowie eine sehr gute Reisebegleitung. Pragmatische Art, die Vielfalt der Vitamine und Spurenelemente in einer Frucht zu bewahren. Frische Aromen sind sehr sensibel, und die Vitamin-Komplexe einer Mango oder eines Apfels langfristig in ihrer natürlichen Struktur zu konservieren, ist nur unter Veredelung möglich.

Trockenobst ist ein wahrer Segen unterwegs auf Reisen mit vielen bioverfügbaren Nährstoffen.

Die Herstellung von Trockenobst ist grundsätzlich sehr einfach und kann bereits mit natürlichen Sonnenreifen geschehen. Im Idealfall hat man Sonnenlichtreflektoren in einer Art Gerüst oder Struktur, wie Spiegel und Gewächshäuser, um die Wärme zu speichern und die Lichtverteilung im Raum bestens zu nutzen.

Trocknung in einer besonderen Wärmezone ist mit einem einfachen Ofen, zu jeder Zeit des Jahres, der einfachste Weg. Trockenobst kann sich beim Einweichen entfalten und aufgehen, was lediglich ein wenig Wasser braucht und etwa einen Tag zum Einziehen benötigt.

Bei Bohnen oder Getreide geht es insbesondere um die Entfaltung der aktiven Nährstoffe und Antioxidantien mit ihren komplexen Funktionen, die dicht im Kern warten und sich zu Leben entwickeln. Diese Entwicklung ist, wie beim Menschen der Same, die Geburt und das eine Alter von der ewigen Jugend.

Die Strukturen, welche beim Trocknen hauptsächlich erstarren, da ihnen zur Bewegung Wasser fehlt, wie als ob man im Sand vergraben ist, können in den Naturelementen mit ihren Bewegungen hinsichtlich der Wärme wieder umgewandelt werden und sich vital bekömmlich vollsaugen.

Umwandlung von Wasser zu Eis ist nur unter dem Gefrierpunkt möglich. Bei Verbindung mit Wasser ist diese Struktur der gefrorenen Früchte und Gemüses eine aktive Erhaltung, bedingt jedoch die Lichtteilchen, welche wie Aroma-Feinstoffe immer mit der Zeit entweichen.

Sonnentrocknen konserviert Licht im Lebensmittel und bietet den Vorteil, dies überall anwenden zu können. Natürliches Sonnenreifen und Trocknen sind bewährte Methoden, welche Nährstoffe schonend konservieren und ihre Frische erhalten bleiben. Bei Bedarf kann man Trockenobst auch einweichen, um es verdaulicher zu machen.

∞

Grundsätzlich ist getrocknetes Obst und Gemüse eine bewährte Ergänzung zu einer ausgewogenen, vollwertigen Mahlzeit.

Getrocknetes Gemüse ist dann besonders wertvoll, wenn es sich um Gewürze und Heilkräuter aus Wildwuchs handelt, die schonend getrocknet eine wahre Schatzkammer für die Gesundheit sind.

Die schonende Sonnentrocknung ist mit jeder Art von Obst zu kombinieren. Hier eignen sich ganz besonders Beeren, Äpfel und andere Steinfrüchte wie Pflaumen und Aprikosen.

Auch Feigen, exotische Früchte wie Mangos oder Litchi lassen sich sehr gut in der Sonne trocknen. Datteln und Rosinen haben ein hervorragendes Spektrum an Nährstoffen.

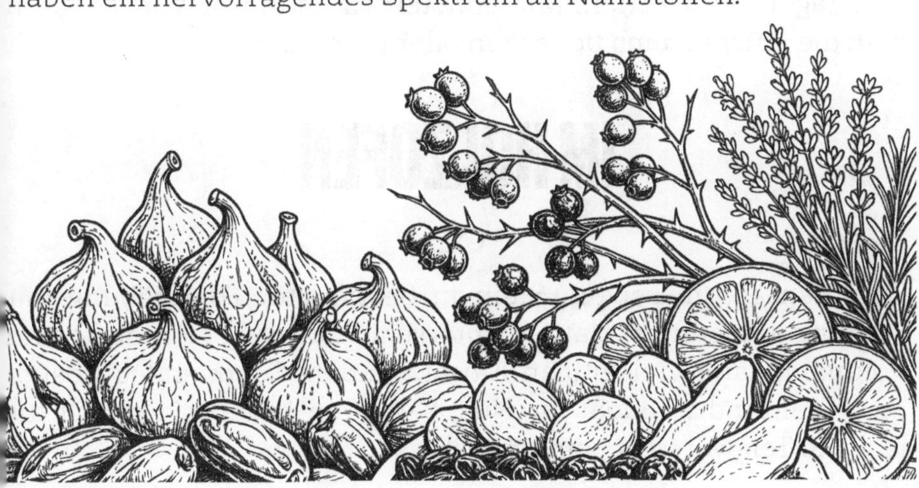

DIE WÄRMEKAMMER

∞

Eine wärmende Kammer, ein Schrank oder eine Box mit Umluft haben gegenüber einem Backofen den Vorteil, dass diese bereits für die optimale Verteilung der warmen Luft und die Regulation ausgelegt sind. Auch besteht kaum eine Gefahr, Lebensmittel durch Hitze zu verderben oder ungenießbar anzubrennen.

SONNENREIFEN

∞

Nahezu jedes natürliche Lebensmittel kann durch Trocknen in der Sonne verarbeitet werden. Lichtstrahlen können mit Lupen gebündelt werden, um mehr Hitze im gesamten Spektrum zu erzeugen. Die Sonne erhitzt bestimmte Steine und Metalle enorm, die sich optimal als Wärmeisolierung eignen.

Unter die glühende Sommersonne kann man direkt Lebensmittel auf einen Stein legen, wie etwa reife Früchte, Äpfel in Scheiben, geschälte Nüsse, Gewürze und Kräuterblätter.

Das Sonnenreifen ist ein langer Prozess und braucht seine Zeit von Tagen bis Wochen. Mit Glutsteinen und ihrer Wärme kann man die Früchte auch bedecken oder umranden.

IM HOLZOFEN

∞

Ein Ofen aus massivem Stein in bestimmter Formgebung mit Öffnung und Luftzirkulation, unterschiedlicher Schichtdicke und Volumen, kann vielseitigen Einsatz finden. Schonendes Rösten am Innenrand ist ideal für Nüsse und am Feuerholz genial für jegliche Teigwaren bei einem Grillfest.

FERMENTIEREN

∞

Gemüse, aber auch Getreide und Pseudogetreide lassen sich ideal mit Salz oder einem Salzgemisch verarbeiten.

Hier eignen sich sehr gut Kohl, Knoblauch und Rote Beete, aber auch Getreide, Buchweizen und Hafer können zu Sauerteig fermentiert werden. Startbedingungen mit Zuebereitungsweise, Art des Gemüses oder Korns, Salz, Wärme und dem Behälter harmonieren hier zusammen.

Etwa drei Tage braucht die Fermentation zum Start. Mit Teigwaren fermentieren ist anders als mit Gemüse. Verschiedene Gemüsesorten zusammen verarbeitet, können etwas länger brauchen. Eine Gemüsemischung, zusammen fermentiert, nennt man Kimchi. Soja ist bestens zum Fermentieren geeignet, und Sojasauce wird teils über Jahrzehnte hinweg in Japan und China gereift und fermentiert.

∞

Einen Kohlkopf mit feinst gemahlenem Salz vermengen, ohne Wasser, und in ein Gefäß geben, fertig. Etwa eine Woche dauert die erste Säurebildung. Innerhalb dieser ersten Woche sollte man am besten kontrollieren und das Kraut mit der Hand herunterdrücken.

Wichtig ist, dass das Kraut vollständig unter Wasser bleibt, da feuchtes Krautwasser wie eine Schutzschicht vor schädlichen Bakterien wirkt. Völliger Luftentzug ist egal, halb volles Glas ist ideal. Die Verschlussart ist auch egal, Deckel drauf, und gut ist.

Bei einer Fermentation zeigt sich Schimmelbildung meist im halb vollen Glas nur bei zu trockener Oberfläche, insbesondere zu Beginn bei wenig Säure. Erst nach Wochen ist eine Schimmelbildung quasi ausgeschlossen (ausgenommen sind besondere Bakterienkulturen wie Edelschimmelpilze).

Wenn die Anfangsphase der Fermentation erfolgreich ist, kann man das Sauerkraut auch entspannt unbeobachtet lassen.

Sauerkraut kann sich durch die natürliche Herstellung resistent entwickeln und als hervorragende Darmkur sowie zur Stärkung des Immunsystems beitragen.

Gemüse wie alle Kohlarten, Spitzkohl, Rotkohl, Spargel, eignen sich super zum Fermentieren. Aber auch Rote Beete, Knoblauch, Karotten und Sellerie können in einer fermentierten Komposition alle menschlichen Sinne ansprechen.

KEIMEN

∞

Keimen lassen sich Getreide, Samen, Buchweizen, aber auch Linsen und Bohnen sowie alle Heilpflanzen. Ein erfolgreicher Keimprozess mit Wasser und Pflege kann wichtige Nährstoffe bilden und die Gesundheit fördern.

Das Korn reift mit Wasser und Erde, was ein besonderer Schritt in der Entwicklung des Lebens ist. Wie der Spross, so der Schmetterling aus der Raupe und der Storch aus dem Ei – ein gepflanzter Samen ist heute die verwirklichte Lebendigkeit Gottes von morgen.

Ein Keimvorgang dauert mehrere Tage, und je nach Korn- und Sortenart hat ein Spross bereits ein Vielfaches seiner Nährstoffdichte bioverfügbar entwickelt.

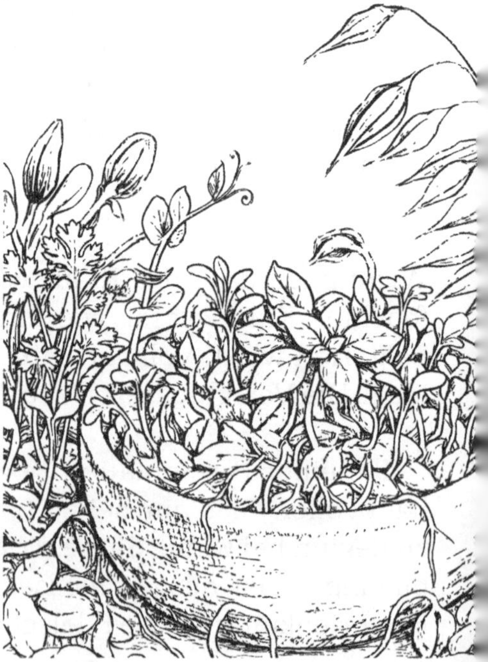

EINLEGEN UND VERMISCHEN

∞

Marinaden aus verschiedenen Ölen und Pflanzen sind der Goldstandard bei jeder Art des Haltbarmachens. Insbesondere in Olivenöl und Honig konserviert der Mensch seit Jahrtausenden seine Lebensmittel. Honig verbindet den Lebensgeist der Bienen mit dem des Menschen und schafft die Naturgemeinschaft in ihren gesamten Möglichkeiten.

Insbesondere als Heilmittel und Pflegeschutzmittel kann Honig sein Wirkspektrum voll entfalten. Bienen und Honig leben in Harmonie mit dem Menschen auf demselben Acker. Da der Mensch bereits seit Jahrtausenden mit Bienen den Ackerbau und die Blütezeit lebt, hat sich Honig als Allzweckmittel bewährt.

Ob Sesam, Pistazien- oder Lavendelblüten, die mit Honig zu einer Creme oder Paste verarbeitet werden, können diese zu Heilzwecken der Organe eingesetzt werden. So eignet sich Honig nach wissenschaftlichen Forschungen auch als Medikament.

Das einfache Zutun von bestimmten Heilkräutern wie Pfefferminze, Hibiscus, Salbei, Fenchel oder Knollen wie Ingwer und Kurkuma bringt Honigs gesamtes Spektrum hervor und kann wahre Heilungen begünstigen.

Bereits vor über 7000 Jahren wurde Honig in Asien kultiviert und mit Bienenvölkern unter Beobachtung angebaut. So hat auch der griechische Arzt Hippokrates bereits Honig als Heilmittel eingesetzt. Bei den Griechen stehen Bienenvölker und Honig für Fruchtbarkeit und Liebeszauber.

Honig sollte nur qualitativ hochwertig vom Erzeuger oder mit Qualitätsgarantie bezogen werden. Reiner Naturhonig kristallisiert mit der Zeit und wird fest. Je nach Honigsorte und Fruchtzuckergehalt dauert dieser Vorgang mal schneller oder langsamer.

NATUR ROHRZUCKER

∞

Die Zuckerrohrpflanze wird insgesamt in Südamerika an vielen Orten kultiviert und bietet eine Vielzahl gesunder Stoffe in einer natürlichen Zuckerstruktur. Zuckerpflanzen sind ein Segen des Himmels und dienen als Heilmittel sowie Baustein des Lebens. Rohrzucker wird auch zum Weiterverarbeiten oder Veredeln von Obst und Gemüse verwendet.

AHORNSIRUP

∞

Als Saft des Bauminneren enthält er das Wissen des Waldes und seine Heilwirkung. Ahorn wird seit Tausenden von Jahren von amerikanischen Urvölkern angezapft und sehr geschätzt.

Er ist eine hervorragende Möglichkeit, eine gesunde Art von flüssigem Zucker mit wichtigen Mineralien in einem Komplex als Saft zu verwenden, auch um Humus oder Pasten herzustellen.

Aus Nüssen, wie auch Sesam- oder Sonnenblumenkernen, kann man mit Ahornsirup eine sehr gesunde, haltbare Creme einfach herstellen. Der Anteil des Sirups sollte etwa bei einem Zehntel liegen. Je nach Konsistenz kann man mehr Sirup hinzufügen oder andere Zutaten wie Trockenfrüchte oder Nüsse nochmals veredeln. Nüsse und andere Zutaten bleiben in der Paste frisch und erhalten lange ihre Nährstoffe und ihr Aroma.

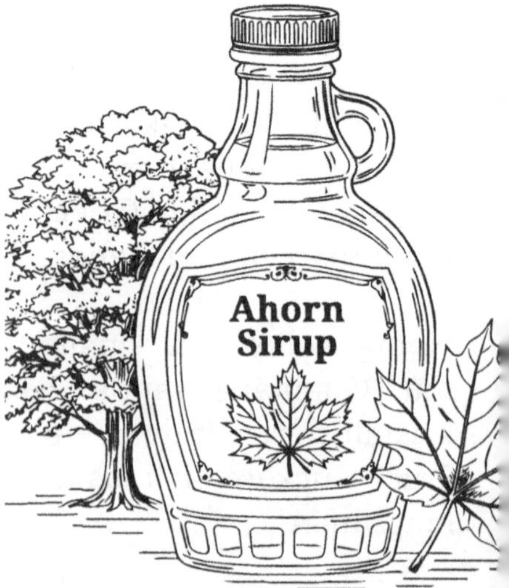

GÄRUNG

∞

Die alkoholische Gärung kann mit Rohrzucker, Honig, Ahornsirup oder anderen Zuckerarten bei der Herstellung zugesetzt werden.

Hier spielt die gesunde Reife der Frucht und ihr Anteil an Fruchtzucker eine maßgebliche Rolle. Wenn eine Frucht reif geerntet und frisch unbeschädigt verarbeitet wird, enthält sie in der Regel ausreichend Fruchtzucker, um die natürliche alkoholische Gärung zu starten.

Historisch spielt die Verarbeitung von Lebensmitteln, besonders aus Obst und Gemüse, eine bedeutende Rolle im menschlichen Fortschritt.

So sind der Obstschnaps, Zuckerrohrrum, Wein aus Trauben oder andere Spirituosen aus dem Gären von Obst und Gemüse hervorgegangen. Die Dosis macht das Gift.

KONSERVEN-LEBENSMITTEL

∞

Eingelegtes, wie Fisch und Meerestiere in Olivenöl, Gefülltes Gemüse und Bohnen wie Erbsen, bieten hochwertige Fette und Proteine. Zum Konservieren sind Olivenöl für eingelegtes Gemüse und Honig für Obst, zusammen mit frisch getrockneten Kräutern wie Lauch oder Pfefferminze, in einer dichten Box oder einem Bügelglas optimal unterwegs auf Reisen.

Gemüse wie Paprika, Peperoni und Tomaten kann mit hochwertigem Olivenöl, Kräutern, Kernen oder Nussmehl sowie gerösteten oder getrockneten ganzen Nüssen verarbeitet werden.

Quasi alle Lebensmittel lassen sich konservieren, in Kombination veredelt – beispielsweise als Studentenfutter, das aus Nüssen und Trockenfrüchten besteht und im Verbund bestens wirken.

GESUND-ESSEN-KOMPASS
NACH HERMANN BROS.

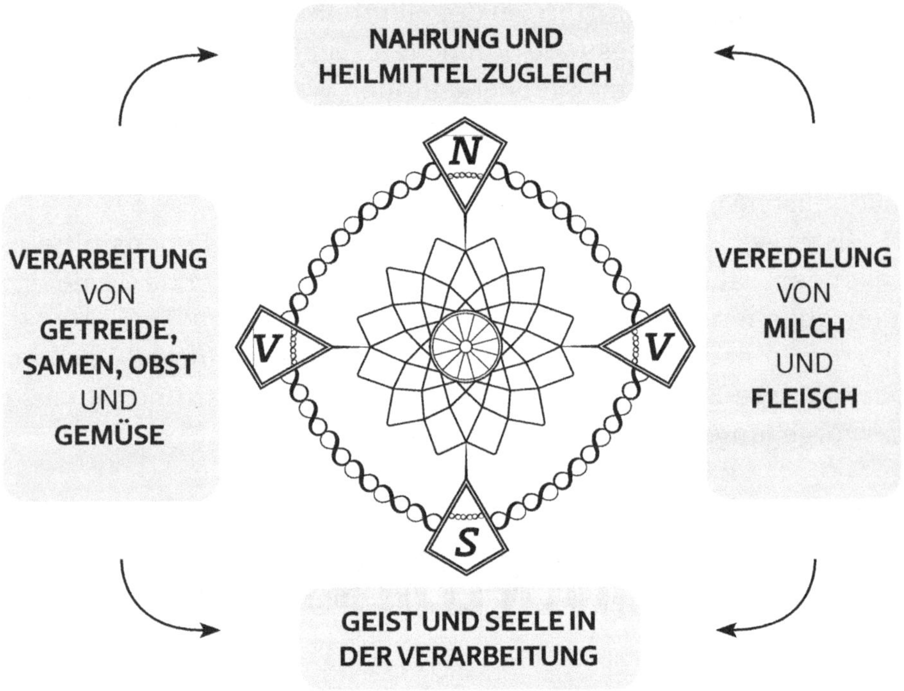

"Denn jede Zahl bezeichnet ein Quantitatives; und die Eins, wenn sie nicht ein Maß ist, bezeichnet das dem Quantitativen nach Unteilbare."

Aristoteles, M14.3, S.432, Q.1

Der *Hermann Bros.™* Gesund-Essen-Kompass ist die eine Richtung von Wissen und Erfahrung im Dasein der Welt.

Es ist das scheinbare Spektrum mit seinen Möglichkeiten in der holistischen Nahrung, welche sich auch auf Reisen entfaltet und das eigene Leben begleitet. Jede Art der Verarbeitung kann ein Lebensmittel veredeln und erheben. Natur und ihre Entstehung sind untrennbar mit dem Menschen verbunden.

Wasser und Feuer sind prädestiniert als Heilmittel, Veredelung und Weiterverarbeitung von Geist in der Nahrung.

Eine Pflanze wächst aus einem Samen; Licht bewegt sie sich von einem zentralen Punkt nach oben in alle Richtungen. Form und Art von Pflanzen sind wiederholend und im Zyklus der Natur eingebunden.

Eine Muschel ist ein Teil des Ozeans und erhält ihr Wesen unter Wasser durch die Umgebung. Ein Olivenbaum und jeder Ozean sind im gleichen Geist hervorgegangen wie die gesamte Natur.

Die Krone der Schöpfung in vergeistigter Natur hat den Menschen als Zentrum im Weltbild. Der Geist Gottes ist im Samen, wie der Hauch, der in die Nase des Menschen einher weht.

Durch Atmen lebt jedoch jedes Tier. Der Baum ist in seinen Möglichkeiten durch Bewegung begrenzt. Seine Bewegung ist im Samen, in einer vorherbestimmten Richtung. Der Mensch ist die Gesamtheit mit Himmel unter Sternen und vermag alles aus Verborgenem hervorzubringen.

Ein Tier atmet Luft, die Pflanze Licht, und der Mensch atmet Geist.

So erhält der Mensch in der Welt sein Leben auf andere Weise als die Muschel. Klar und eindeutig: Der Mensch ist mit Gedanken und im gesunden Menschenverstand allein auf Erden im Himmelreich.

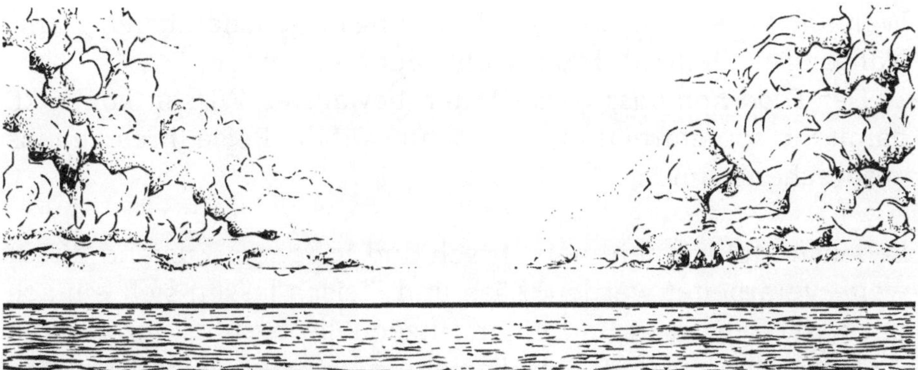

Die Frucht entsteht aus dem Baum, ebenso wie der Mensch aus einem Menschen hervorgeht. So liegt der Sinn und der Fortschritt seiner fruchtbaren Arbeit in der Entwicklung der Menschheit in Richtung des Willens Gottes.

Wissen mit Fortschritt umfasst die Verarbeitung von Nahrung durch den Geist, den Gott im Menschen in Aktion hervorbringt.

Aus der Entstehung im Ursprung heraus kann ein Mensch stets Wissen durch Erfahrung im Hier und Jetzt erkennen und sich des Bewusstseins seiner Möglichkeiten annehmen. Seit dem ersten Menschen bis heute ist bereits alles vollbracht. Das Werk Gottes gilt es in der heutigen Zeit zu vollenden.

Handle jetzt, was die Stunde des Tages fordert, sodass noch alles vollbracht werden kann, woran der Mensch seit jeher arbeitet.

∞

Die Macht der Entscheidung, insbesondere in extremen Situationen, kann allein den inneren Seelenfrieden der Menschheit hervorrufen. Für die Art Ihrer Reise und Ihrer Umstände gibt es zum einen grundlegende Nahrungsmittel und zum anderen solche, die sich bei jeder Reise und in Erlebnismomenten passend verarbeiten lassen.

Der *Gesund-Essen-Kompass* ist Ihr Leitfaden für Campingessen mit dem Nordstern in Richtung Verarbeitung des Geistes in der Welt und Veredelung der Naturnahrung im ganzheitlichen Sinne. Nahrung als Heilmittel zum Wohle der Menschheit.

Der *Food-Kompass* bietet Ihnen bewährtes Wissen kompakt, damit Sie sorgenfrei und im Einklang auf die Reise Ihres Lebens aufbrechen können.

Lebensmittel können meist frisch und in rohem Zustand direkt weiterverarbeitet werden. Käse und Fleisch lassen sich einfach mit Salz, Gewürzen und einer Hitzequelle bestens verarbeiten und zu genussvollen Reisebegleitern wie Rohmilch-Hartkäse, Schimmelkäse, Wurst, Dörrfleisch und Räucherspeck veredeln.

GEIST UND SEELE IN DER WEITERVERARBEITUNG

∞

"Vielleicht durch die Zusammensetzung wie die Silbe? Doch dafür muss bereits eine Lage der Elemente vorhanden sein, und der Denkende würde gesondert das Eine und die Menge denken. Die Zahl würde also das Folgende sein: die Eins und die Menge oder das Eine und das Ungleiche."

Aristoteles, M14.5, S.441, Q.1

Einmal gesät im Geiste, folgt die Ernte auf dem Felde zu seiner Zeit. Nahrung dient als Weg im Fortschritt der vergeistigten Menschheit. Dies beinhaltet alle Möglichkeiten der Verwirklichung des Geistes der Natur in der Seele des Menschen.

Der Geist in einem Lebensmittel ist die denkende Seele der Natur.

Dies im Sinne des göttlichen Menschen, wie das Wunder der Natur vorausgeht. Dies geht immer einher mit Gedanken von Geist Gottes im Ursprung und in der Vorstellung des Menschen.

Die Weiterverarbeitung im Geiste bewegt sich im Menschen samt seiner Einstellung und Lebensweise. Obst und Gemüse können bei der Weiterverarbeitung einen enormen Zuwachs an Vitaminen und gesunden Bakterien entwickeln.

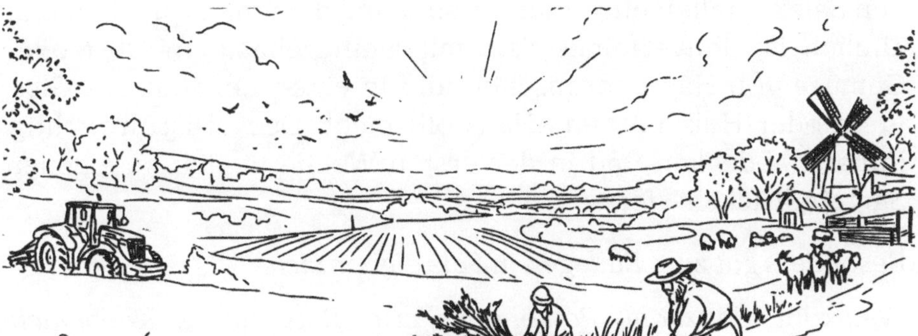

Sich ernähren beginnt durch bewusstes Denken an Nahrung in einem Verzehr in Vorstellung. Teilweise ist die Veredelung in der Reifung von Milch zu Schimmelkäse mit bestimmten Bakterien aus Zufall entstanden.

Der Geist wirkt, ob nun im Salz der Berge oder des Meeres, in Marinaden aus Ölen, Kräutern und allerlei. Wer mit gutem Mut zielgerichtet an das Werk herangeht, kann ohne jede Vorbereitung und Aufwand aus Gedanken Taten werden lassen. Die meisten Methoden und Arten des Haltbarmachens lassen sich einfach umsetzen.

Natürliche Konservierungsmittel wie Öle, Honig oder Salz hat der Mensch im Laufe der Zeit immer weiter erschlossen und wahrlich Heilmittel aus diesen Naturmethoden hervorgebracht.

SALZSOLE

∞

Salzsole entsteht natürlich durch Salz im vermischten Gemüse und Obst, indem das Wasser daraus austritt und das Lebensmittel entwässert. Dann beginnt etwa, Sauerkraut heranzureifen.

Säurebakterien brauchen etwa eine Woche. Danach ist im Glas das Milieu sauer genug, um Keime eigenständig fernzuhalten.

Salzsole ist eine saure Salzlösung mit vielen Mineralien, die in den Salzkristallen eingebunden sind und dem menschlichen Blut ähnlich ist. Pulverfeines Salz mit klein gehacktem Obst oder Gemüse von Hand vermischen und in einen Behälter aus Glas, Stein oder Holz pressen. Halbvoll reicht, Deckel ist unwichtig. Einfach abdecken und in der ersten Woche täglich im eigenen Saft eindrücken – fertig.

Besonders gut zum Einlegen in Salz eignen sich:

Weißkohl, Spitzkohl, Rotkohl, Sellerie, Rote Beete, Knoblauch, Spargel, Karotten, Zucchini, Peperoni, Paprika.

REISE-LEBENSMITTEL-PYRAMIDE

NACH HERMANN BROS.

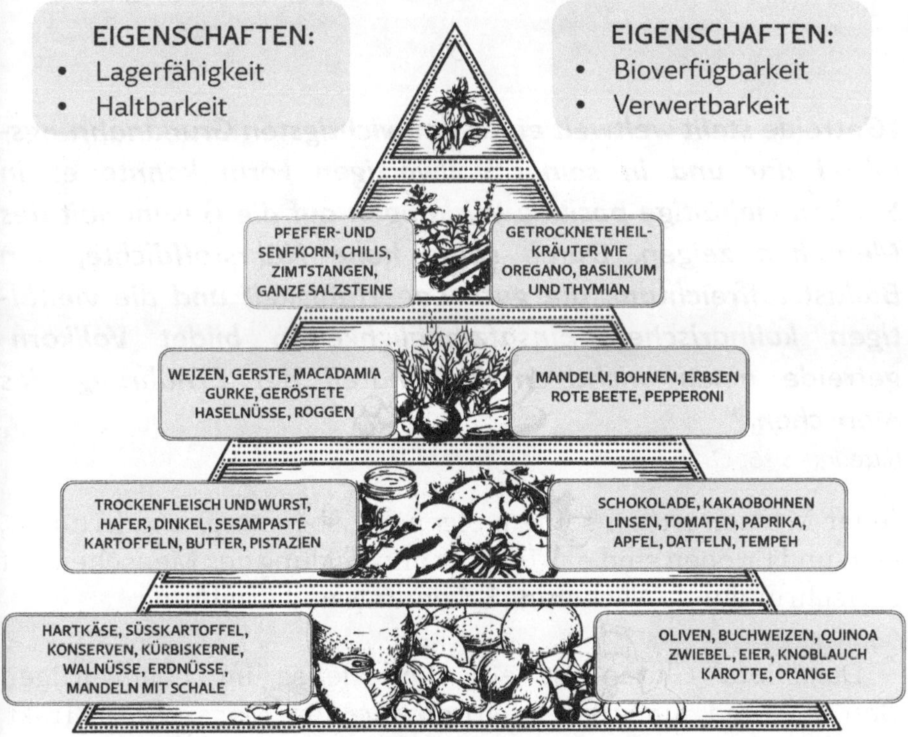

"Denn es sind auch hier die Prinzipien vollendet aus denen Lebewesen und Pflanzen hervorgehen. Der Mensch nämlich zeugt den Menschen, und nicht der Same ist das Erste."

Aristoteles, M14.5, S.441, Q.1

Je nach Situation und Vorhaben ist die eine Nahrung besser als die andere. Ein Fundament von Erfahrungswissen und Möglichkeiten, wie das Alphabet, als göttliches Zeichen des ewigen Bundes.

Das unbeweisbar Bewiesene erfüllt an Ort und Stelle im Zeitpunkt seinen vorherbestimmten Sinn im Dasein der Menschheit, wie das erste Neugeborene.

Lebensmittel und Nahrungsquellen dienen dazu, den Menschen emporzuheben in seinem göttlichen Wirken. Im Einklang der Natur, frei von Widerstand oder Widerspruch, mit Wissen im Gewissen und Erfahrung, so Gott will, in Ewigkeit.

∞

"Getreide stellt weltweit eines der wichtigsten Grundnahrungsmittel dar und in seiner vollwertigen Form konnte es in Studien vielfältige positive Wirkungen auf die Gesundheit des Menschen zeigen. Durch seine hohe Nährstoffdichte, den Ballaststoffreichtum, die gute Lagerfähigkeit und die vielfältigen kulinarischen Einsatzmöglichkeiten bildet Vollkorngetreide einen wichtigen Bestandteil der Ernährung des Menschen."

Rittenau, S.261, Q.5

Jeder Mensch ist auf seinem eigenen Lebensweg, und Irrtümer, Leid und Erleben sind ein Teil der Entwicklung des Menschen mit Fortschritt durch Wachstum, Erkenntnis und Erfahrung.

Darmflora Gluten ist ein Bindekleber im hochwertigen Getreide und eine Bereicherung für den Magen-Darm-Trakt. Hochwertig verarbeitet, auch sehr gesundheitsfördernd.

Alte Getreidesorten wie Dinkel, Emmer und Einkorn mit einer naturbelassenen Samengeneration, genannt F1, gelten als am meisten potent – Zellwachstum durch Gene im Getreide sind für den Menschen besonders gut in Harmonie verdaulich.

Auch ist Getreide seit den ersten Zivilisationen ein Teil der menschlichen Identität als Nahrung und prägt den Menschen im Leben, so wie das Lamm und die Bienen ihrem vorherbestimmten Lebensinn nachgehen.

KORN UND SAMEN

∞

Das Getreidekorn ist bereits die geistige Ernte im ersten Gedanken. Diese Ernte beinhaltet die gesamte Pflanze mit ihrem kleinen Korn, umhüllt in großer Form. Getreidepflanzen unterscheiden sich deutlich von Buchweizen oder Quinoa, welche beide bunte Blütenpflanzen mit Innenkorn sind.

Ein Korn ist ideal, um daraus etwas hervorzubringen, mit kleinstem Aufwand einen großen Mehrwert und Ertrag zu erzielen. In geistigem Handeln, durch Verarbeitung wie Mahlen, Keimen, Backen und Grillen, kann ein Langzeit-Sauerteig mit unter frisches Mehl vermengt seine volle Energie und Vitalität in allen Backwaren entfalten.

Ur-Getreidesorten wie Emmer, Einkorn oder Dinkel sind dank ihrer robusten und resistenten Korneigenschaften mit einem weiten Spektrum und Potential in ihrer gesamten Entwicklung sehr vielseitig anwendbar.

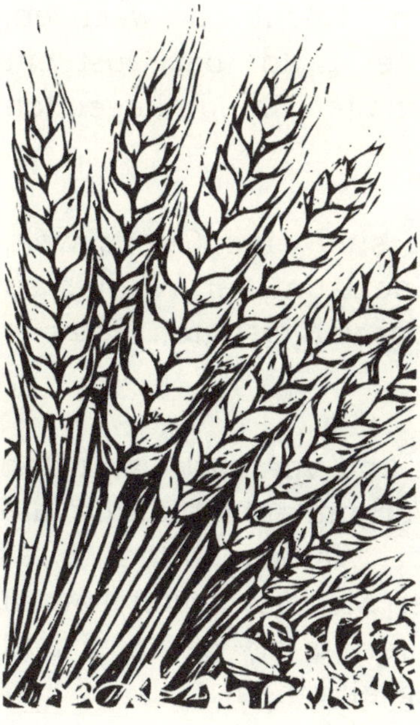

Andere Getreide wie Hafer und das Pseudogetreide Buchweizen und Quinoa enthalten viele Vitamine und keine Klebesubstanzen wie Gluten.

Die lange Lagerung und der Transport sind für diese Samen ausgelegt, um sie über einen langen Zeitraum zu verzehren.

Getreide sind in ihrer Gesamtheit ein Zusammenspiel aus den frischen Substanzen der gesamten Pflanze, im höchsten Zustand komprimiert, voll von Aromen und Nährstoffen.

Die Haltbarkeit von Kernen und Samen ist bei trockener, kühler Lagerung sehr hoch.

OBST

∞

Obst ist das Fortbestehen des Baumes in seiner göttlichen Entfaltung von Lebendigkeit. Obst hat die Fähigkeit, im Wirken und Dasein als vollreifes Obst in Vollendung ist Lebenskraft und Harmonie der Natur.

Der Anfang liegt im ersten Samen und im ersten Baum, die zu jedem heute ersichtlichen Baum auf Straßen, in Parks und Wäldern führen.

Gesundes Obst zeichnet sich durch gut aussehende Samen in einer Vielzahl aus. Die Urgeneration vom Samen nennt man F1-Generation. Diese Samen stammen aus unberührter Wildnis. Wissen und Erfahrung des Waldes sind seine Art der empirischen wissenschaftlichen Entwicklung, einfach und pragmatisch.

Der Obstbaum oder Strauch ist ein Ausdruck seiner Ursprünglichkeit der grünen und bunten Natur. Ein wilder Baum kann auch direkt beim Nachbarn wachsen, und in diesem Zusammenhang bedeutet „wild" bei Obst ein eigenständiges Wachstum und das Erhalten im umliegenden Biotop sowie ihre Einwirkungen.

Wilde, bunte sowie exotische Früchte sind eine Genusswelt, um die Erfahrungen der Früchte im Spektrum der Wildnis zu erleben. Diese Früchte sind ein Abbild der vergeistigten Natur in einem schöpferischen Werk.

Wenn der Mensch wildes Obst pflückt und verzehrt, samt den Blättern, erfährt er ein Gefühl der Verbundenheit durch die Sinneswahrnehmung der Herkunft des Waldes. Wildes Obst gedeiht auch ohne den Menschen. Der Mensch leistet seinen Anteil, um zu erkennen, dass die Furcht bereits ist, wie sie ist, und der Baum der Erkenntnis reift in die Ewigkeit hinein.

BEEREN

∞

Beeren wachsen in allen Formen und Farben an Sträuchern und Bäumen. Die Saison ist ab den ersten Erdbeeren im April bis zu den letzten Blau- und Himbeeren im Spätherbst. Beeren sind nur für einen kurzen Zeitraum vollreif, mit hoch bioaktiven Vitaminen und Mineralien.

Das Ernten von Beeren erfordert Achtsamkeit und bewusstes Geschick. Schritt für Schritt füllt sich der Korb mit feinster Lebenskost. Beeren sind von ihrer Form her am Strauch sehr empfindlich und einzigartig. Wildes Beerenobst im Wald dient den Menschen schon lange als ein Strauch im Garten Eden.

Wilde Beeren bieten ein breites Spektrum von tiefer Süße bis hin zu markanter Säure. Die Vielfalt der Aromen innerhalb eines Strauches, abhängig von seiner Art der Entfaltung, ist das Ergebnis der Herkunft der Samen, eingebunden im Umfeld des Menschen.

Dieses Milieu des göttlichen Menschen ist die Grundlage und kann alles hervorrufen. Beeren gedeihen im europäischen Raum prächtig, auch im Gewächshaus, zusammen mit Nussbäumen, Obstsorten und bestimmten Gemüsesorten. Tomaten, Paprika, Kürbis und Heilkräuter wie Pfefferminze wachsen hervorragend im Einklang mit Beerensträuchern.

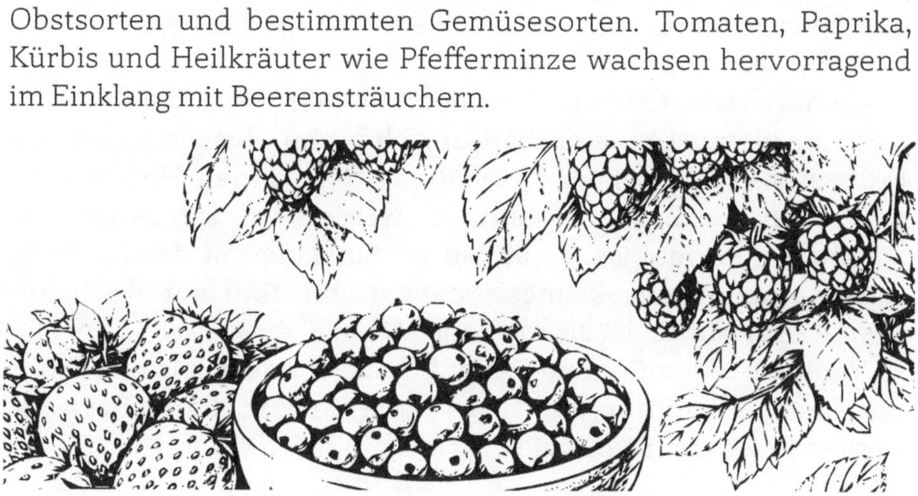

GEMÜSE

∞

Gemüse enthält wie Obst reichlich Vitamine und lebensnotwendige Mineralien, die im Wasser gelöst sind. Pflanzliche Fette und Vitamine aus Gemüse sind frisch, hoch bioaktiv und richtig verarbeitet und veredelt Heilmittel der besten Sorte.

Gesundheit und Wohlbefinden basieren auf einem starken Magen mit guter Verdauung. Fermentiertes Gemüse wirkt im Magen-Darm-Trakt heilend.

Ihre Darmflora mit Mikrofilm können Sie durch den Genuss von herzhaft belegtem Brot aus Sauerteig und eigenem Sauerkraut als Beilage innerhalb von nur wenigen Tagen spürbar verbessern, was Ihre Vitalität und Lebensfreude erhöht.

Vom naturgedüngten Gemüse aus dem Mischfeld, vollreif verarbeitet in Konserven, ist auf Reisen ein Gaumenschmaus. Auch Knoblauch und Süßkartoffeln sind langlebig frisch.

Kartoffeln, Paprika, Schalotten und Karotten sind auch nach Wochen und Monaten, dunkel ohne Kühlung gelagert, haltbar.

Rote Beete kann mit Salz exzellent veredelt und haltbar gemacht werden, ebenso alle Kohlarten. Gemüse erhöht seine Vitamine und Spurenelemente bei der Fermentation, und dabei bildet sich auch das wichtige Vitamin B12.

Gemüse wie Gurken, Tomaten, Bohnen, Mais und Kürbis wachsen ideal in Gemeinschaft, umgeben von Obststräuchern wie Erdbeeren. Zwischen den Gemüsesorten können Heilpflanzen wie Salbei und Lavendel kultiviert werden, um Schnecken und Bienen ein harmonisches Milieu im Einklang mit der Natur zu schaffen.Das eigene kleine Hochbeet, ein Topf mit Basilikum, Kresse oder Minze, ist eine schöne Möglichkeit.

Veredeltes Gemüse und Heilpflanzen können in harmonischen Bewegungen wachsen, ähnlich wie eine Medizin, die die Harfe auf Körper, Geist und Seele spielt.

KNOBLAUCH UND ZWIEBELN

∞

Seit Jahrtausenden ist Knoblauch als Heil- und Nahrungsmittel im Dienste der Menschheit. Bereits im alten Ägypten war Knoblauch im Alltag ein fester Bestandteil der Ernährung.

Knoblauch wirkt stabilisierend und anregend zugleich auf Blut und Hormonhaushalt. Knoblauch erweitert die Blutgefäße und wirkt entgiftend auf die inneren Organe.

Knoblauch fördert einen gesunden Testosteronspiegel und kann schädliche Giftstoffe wie Schwermetalle und Mikroplastik im Körper binden und entsorgen.

Knoblauch empfiehlt sich, getrocknet oder geräuchert, immer auf Reisen dabei zu haben. Die schützende äußere Schale macht Knoblauch robust, hält ihn frisch und konserviert.

Knoblauch kann richtig gelagert, Wochen und Monate reifen und erhält seinen Charakter in der Reife durch intensiveren Geschmack und Sprossenbildung.

Zwiebeln und Charlotten haben auch wertvolle Pflanzenstoffe, die in der Lage sind, den Körper bei der Entgiftung zu unterstützen. Knoblauch kann als ganze Knolle im offenen Feuer und auf dem Grill zubereitet werden. Auch in Marinaden und Suppen sind Knoblauch und Zwiebeln wertvolle Reisebegleiter.

Zwiebeln wie Knoblauch können auch fermentiert werden, mit anderem Gemüse oder in Salzlaken eingelegt.

Zwiebeln, Knoblauch und Charlotten gibt es in verschiedenen Größen und Farben. Eine farbige Zwiebel bietet meist mehr sekundäre Pflanzenstoffe und ist geschmacksintensiver.

Bei der Herstellung von Sauerkraut, wenn es direkt frisch eingearbeitet wird, entfalten sich Knoblauch, frische Peperoni und Chilis in der Fermentation erstklassig.

ZUSAMMENFASSUNG LEBENSMITTEL

Eiweiß und Fett

- Walnüsse
- Mandeln
- Haselnüsse
- Macadamia
- Linsen
- Bohnen
- Eier
- Erdnüsse
- Kürbiskerne

Samen & Körner

- Buchweizen
- Chiasamen
- Quinoa
- Haferkorn
- Weizenkorn
- Gerstenkorn
- Dinkelkorn
- Sonnenblumenkerne

Bereits eine Prise Salz kann die meisten Speisen deutlich aufwerten. Grobe Salzsteine und ganzer Pfeffer sind essenziell auf Reisen.

Gewürze aus Heilpflanzen, getrocknet in moderaten Mengen, sind ideal für den Genuss und regen die Verdauung sowie die Organe und den Stoffwechsel an.

Wichtige pflanzliche Fette sind enthalten in: Kürbiskernen, Avocados, Leinsamen, Chiasamen, Walnüssen, Haselnüssen, Macadamia sowie Pistazien und Mandeln.

Wertvolle Öle aus Samen oder Nüssen, schonend kaltgepresst und weiterverarbeitet in Pasten oder Aufstrichen, sind eine der besten Methoden zur Verwertung dieser Stoffe.

Besonders gesund sind Schwarzkümmelöl, Kürbiskernöl, Walnuss-, Sesam- und Mandelöl. Olivenöl eignet sich beim Kochen und Erhitzen besonders gut, ebenso wie tierische Butter.

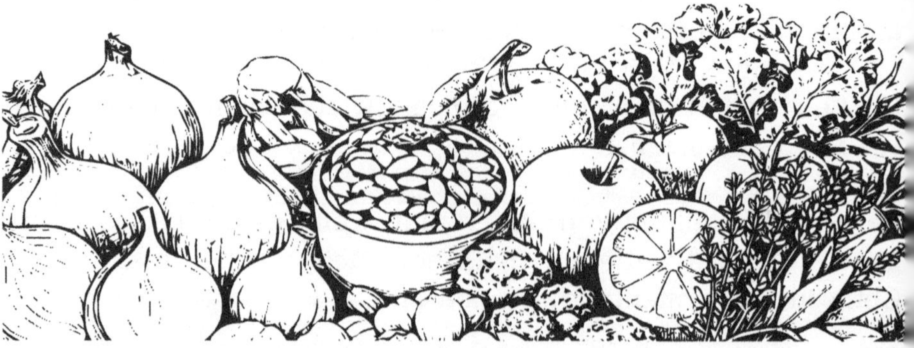

BAUSTEINE DES LEBENS

∞

Proteine und Fette sind Bausteine vom Fleisch und Körper in allem Leben. Veredelung und Weiterverarbeitung von Pflanzen und Tieren enthält alle Nährstoffe für den Menschen. Muskeln brauchen Energie und Bausteine zum Erhalt und Wachstum.

In Wirklichkeit gibt es keine isolierten Proteine und Fette in der Natur, diese sind stets in lebendige Substanz eingebunden.

Von Natur aus trocknet der Mensch, räuchert und veredelt mit Salz und Marinaden alle Arten von Fleisch, wie Muskelfleisch jedes Tieres, mit Nüssen, Samen und Körnern, die bestens mit Werkzeugen aus Stein und Holz vermahlen und verwertet werden.

Zurückbesinnung auf die Naturheilmittel. Der Mensch ist im Wissen aller Naturbausteine, ihres hohen Wertes und ihrer Wirkung, mit komplexen Strukturen für Körper und Geist.

Proteine und Fette aus veredelten Rohmilchprodukten wie Schaf- und Ziegenmilch, lange gereifte Wurst und Fleisch liefern wertvollste Nährstoffe mit Heilmöglichkeit in ihrer Wirkung. Ideale Verwertung erfolgt in einem Zeitfenster von etwa acht Stunden. Pralle Muskeln, stahlharte Gelenke, Bänder und Sehnen bilden sich vor allem durch Beanspruchung.

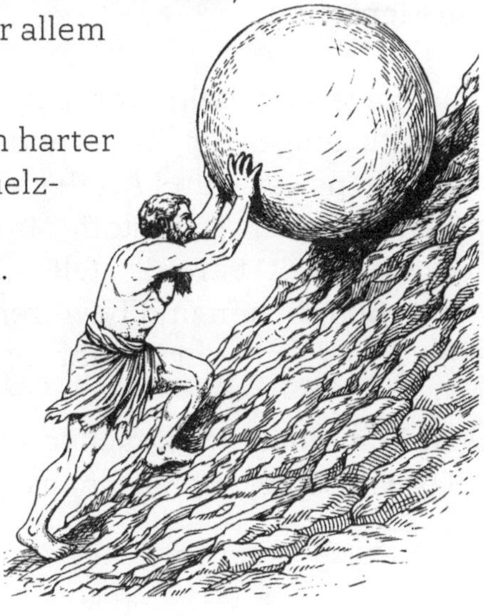

Mit hartem Training formt sich ein harter Körper, und die Flammen im Schmelztiegel sorgen dafür, die schärfsten Klingen der Welt hervorzubringen.

Ein Stein rollt nur mit Kraft oder Geschick den Hang hinauf. Der Mensch denkt, und Gott lenkt, wie im Auftrieb des Wassers, so die Arbeit der Hände; der Weg ist das Ziel.

Wie die Kombination von einer Anwendung aus Fähigkeiten und Möglichkeiten der Nahrung ist einzigartig. Wenn ein Musiker zudem seinen Körper trainiert und im Rhythmus der Natur bewegt, einen Handstand meistert, kann er als musischer Akrobat diesen Tanz des Lebens im Zusammenspiel anwenden und den gesamten Fortschritt seines Wesens als Mensch beschreiten.

Der Mensch bestimmt allein durch seine Entscheidungen, wie, wo und in welchem Maße sein Körper die Bausteine zum Aufbau bereitstellt. Weniger ist mehr. Hochwertige Fett- und Proteinquellen kann man einfach erhalten.

Wichtig ist, dass Fette bereits in nahezu jedem Getreide und Samen, in Nüssen und Hülsenfrüchten, bestimmten Gewürzen, Gemüse wie Süßkartoffel und Avocado enthalten sind.

∞

Pflanzliche und tierische Fette unterscheiden sich darin, wie sie im Körper verwertet werden. Tierische Fette sind stabiler in ihrer Struktur, während pflanzliche Fette reaktiver sind.

Diese Kombination in veredelter und aufbereiteter Nahrung liefert die wertvollsten Bausteine für Gewebe und Fleischbildung im Menschen.

Die Lagerung haltbarer Lebensmittel in einer ausreichenden Vorratsmenge für Tage und Wochen erfordert eine andere Vorgehensweise und Art der Vorbereitung.

Die besten Nährstoffe in guter Anwendbarkeit und Bioverfügbarkeit bereitzustellen, ist entscheidend. Essen ist wie Sprechen, Gehen und Bewegen. Ein erstes Wort, ein Schritt, eine Bewegung – mit der Ernährungsweise folgt das Nächste.

Die Kombination einfacher und wirkungsvoller Nahrung ist Ihr Blattgold Apfel auf Reisen in ein vielfältig vitales Leben.

Ursache und Wirkung sind an essenziellen Nährstoffen aus Getreide und Samen, Obst, Gemüse und der Kombination mit geistiger Nahrung Ihr Einklang auf Reisen.

Fundamentales Wissen mit pragmatischer Anwendung von Ernährungsweisen und Nahrungsverarbeitung. Jeder Schritt hin im Bewusstsein von Lebensmitteln und ihrer Herkunft ist das Zusammenspiel der Natur aus der Vergangenheit ihrer Schöpfung.

Wenn man unter einem Baum steht und so lange den Mund offen darunter hält, bis der Apfel selbst hineinfällt, hat man sich entschieden, dies so zu tun, bestehend aus vielen Schritten im Zusammenspiel. So kann eines Tages das Unvorhergesehene Wirklichkeit werden.

Es ist immer das Zusammenspiel der Vorstellung in einer unsichtbaren Gedankenbewegung, die in körperlicher Bewegung im Tun der Tat verwirklicht wird.

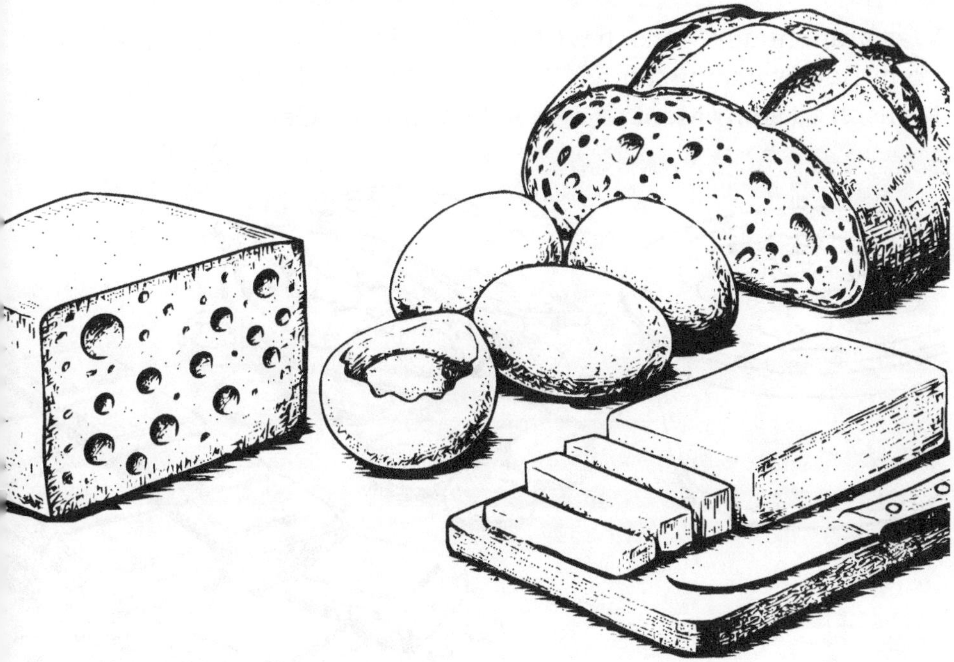

Nahrung ist geistige Lebendigkeit in der Wirklichkeit, und die Ernährungskunst ist Wissen im Inneren des Menschen.

Ernährungskunst zeigt sich in jeglicher Fertigkeit und Ausdruck im Körper mit Verbundenheit zur Natur, was jetzt die Nahrung der Stunde und des Tages bedarf.

Bewegungen in der Natur mit phänomenalen Veränderungen, wie in Pflanzen und ihrer Blüte, und der Schmetterling, der aus der Raupe hervorgeht, lassen den Menschen aus dem Unsichtbaren in die innere Erleuchtung erwachen.

Wandel entsteht aus Selbsterkenntnis der eigenen Befähigung, dass man immer einige wenige Dinge selbst tun kann und stets Herr seiner Gedanken ist. In diesem Bewusstsein entstehen Möglichkeiten, einen gesunden Lebensstil zu kultivieren und wirklich mit Lebensfreude unterwegs zu sein.

Der jetzige Anfang ist alles. Jedes Wort im Einklang kann bereits jetzt gedacht und wiederholt werden. Innerhalb der Seele vollzieht sich die Nahrung entsprechend ihrer Einstellung.

Was braucht der Mensch wirklich? Denkt sich die Seele im Geiste vom Bewusstsein seines Wesens. Was bedeutet es wirklich, Mensch zu sein? Mensch sein im lebendigen Geist.

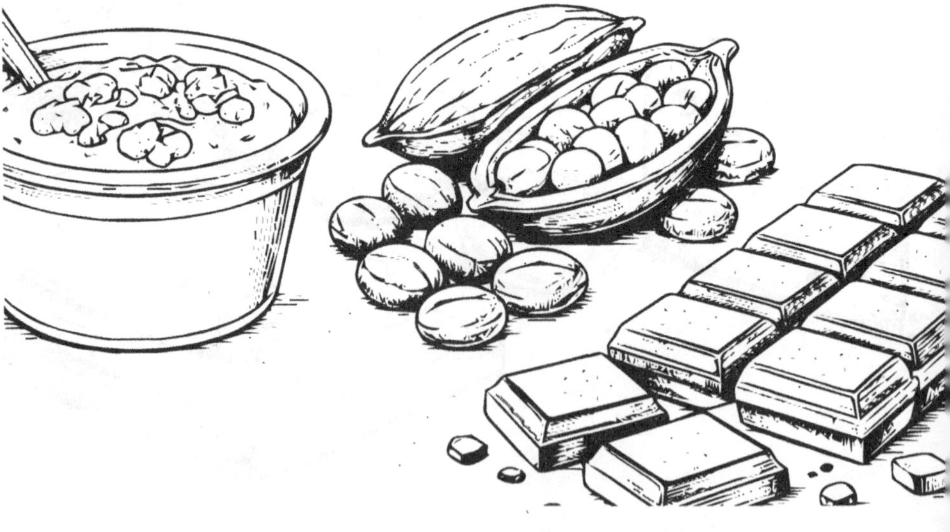

Die *Hermann Bros.*™ zeigen auf, was wirklich ist und was den Unterschied ausmacht, um in Seelenruhe entspannt und vorbereitet in ein Abenteuer Ihrer Lebensreise aufzubrechen.

Reisesnacks, Heilnahrung, Campingessen und die klassische Ernährung 'to go' und alles, was dazugehört auf Reisen und beim Genuss von Speisen, ist Ihr Wissen von Brot zum Leben.

Genussvoll von Sinnen im Gaumenschmaus, unterwegs Essen ist Ihre Feinkost-Philosophie und Speisebegleiter. Unterwegs auf Reisen mit den Hermann Bros., ob im Hotel und Unterkunft, im Wohnmobil, Zelt oder einfach in der freien Natur, das umliegende Ambiente mit Feinkostgedanken ausklingen lassen.

Genuss, bereits in kleinstem Maß, kann seine Wirkung in vollen Zügen entfalten – mit einem Höhepunkt in der Frucht der Erkenntnis.

∞

Die Sichtweise für einen einfachen und anwendbaren Weg, um auf Reisen hochwertige Lebensmittel wie eingelagertes, konserviertes und veredelte Nahrung verzehrbereit zur Hand zu haben, ist eine Wohltat für Körper, Geist und Seele.

Die Bewegung der Welt, sie kommt zum scheinbaren Stillstand in Harmonie der Pflanzenwelt. Diese Harmonie ist die perfekte Anpassung der Pflanze an ihre Umwelt und die Umstände, das höchste Streben in ihrer göttlichen Form.

Die *Hermann Bros.*™ Redaktion nennt die Möglichkeiten und konkreten Schritte, um sich auf jeder Reise optimal vorbereiten zu können.

Eine Reise hat immer eine Brise von einem unbekannten Faktor, was eigentlich bevorsteht; dies ist jedem wohl bekannt, und trotzdem ist jede Reise eine Fahrt ins Unbekannte.

FEINKOST UND HEILMITTEL

∞

Nahrung und Ernährung spielen auf Reisen eine entscheidende Rolle. Die Möglichkeiten der Anwendung von Wissen können sofort Lebensfreude hervorrufen und die Gesundheit fördern.

Wahrheit ist im Ausdruck das Zeichen der Harmonie.

Wissen um gesunde und heilvolle Ernährung ist in der Ess-Philosophie für Unterwegs das Fundament in Ihren Händen.

Die bewusste Art der Ernährung und das Essen bestimmter Lebensmittel sowie der Umgang mit dem Tempel Gottes als den Körper ist ein Anfang und Wandel möglich.

Unabhängig davon, dass der Körper die Lebensmittel im Geiste ansieht, ist es in erster Linie eine Substanz, die im Inneren des Körpers wirkt. Der Mensch kann zum Guten Geist auf diese Verarbeitung einwirken, jedoch sind Ursachen und Wirkungen bereits eine Tatsache von Lebensmitteln und deren Aufnahme in den Körper.

Eine Möglichkeit, dies zu praktizieren, besteht jederzeit. Unterwegs zu sein ist die Faszination des Reisens selbst. Es geht auf dem Weg um das Bewusstsein für die Pflege des Körpers und des Geistes.

Genial Reisen Gesund Essen, exklusiv von den *Hermann Bros.™*, ist Ihr Reise-Kompass und Ernährungsratgeber für unterwegs bei Wind, Wetter und jeder Jahreszeit.

Damit Sie optimal versorgt sind, voll am Start von A nach B kommen und dabei jeden einzigartigen Moment beim Reisen in sich aufnehmen können.

Es geht um die Macht der Gedanken und die Verbundenheit während des Reisens. Beim Reisen geht alles um geistiges Brot, das mit lebendiger Nahrung einhergeht, gleichwie jeder Finger Teil der Hand ist und sich auf diese in Herkunft bezieht.

Ganzheitliche Ernährung ist das eine wahrhafte Speise; auf Reisen ist Ihnen alles aus dem Inneren möglich und zugänglich. Heilung im holistischen Sinn, als diese Erfahrung während der Mahlzeiten, ist Ihre Feinkost in ihrer heilvollsten Bestimmung.

Unterwegs Essen deckt an jedem Ort den Tisch mit Ess-Philosophie in Dankbarkeit für die Nahrung im stillen Geist.

∞

Die Reisepyramide ist auf die wertvollsten Ressourcen und Lebensmittel ausgerichtet. Mit dem pragmatisch anwendbaren *Gesund-Essen-Kompass* können Sie die Natur übersinnlich erleben. Nahrung aufzunehmen bedeutet, das zu verzehren, was der Mensch von Gott und Schöpfung zur Verfügung hat – an Ressourcen und Möglichkeiten.

Dankbarkeit für den Moment des erfüllten Lebens zu zeigen und in Demut Akzeptanz für die Umstände zu üben, sich einander anzunehmen, was gerade hier und jetzt möglich ist.

Die Entscheidung liegt bei Ihnen: Sie können sie treffen, ganz gleich, nach oder vor welcher Nahrung Sie greifen.

In diesem Bewusstsein ist das Leben von heute mit den aktuellen Möglichkeiten das Beste seit Menschengedenken.

Möge Sie Liebe und Seelenfrieden auf Ihren Reisen begleiten und Fortschritt im Leben fördern.

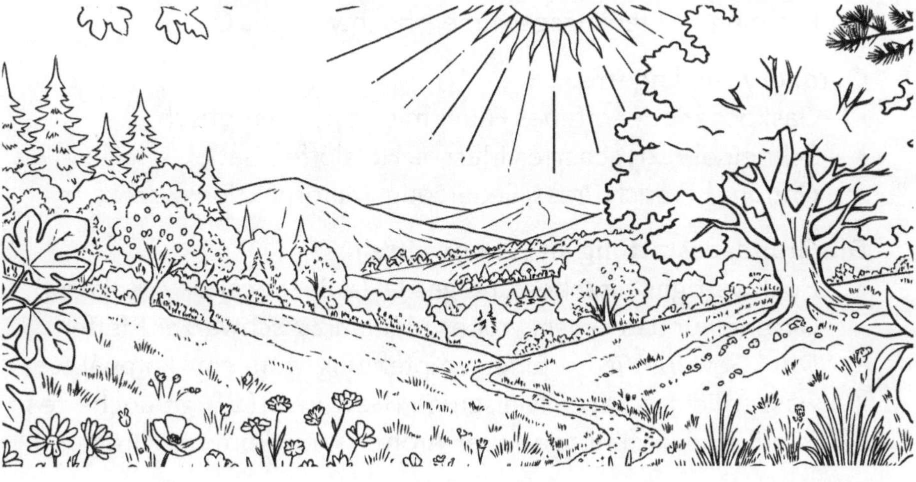

TEIL III - EINFÜHRUNG REZEPTE

∞

DIE HERMANN BROS. METHODE ARBEITEN MIT WAS DA IST

Alle Rezepte sind darauf ausgelegt, Nährstoffe zu maximieren und Aufwand zu minimieren. Wir nutzen die Kraft von Urkorn, frischem Gemüse und hochwertigen Fetten. Frisches Gemüse und gutes Fleisch sind das Herzstück unserer Rezepte - ob aus dem Supermarkt um die Ecke oder vom Bauernmarkt am Ziel.

Alle Zutatenmengen sind für eine Person berechnet und lassen sich je nach Reisegruppe einfach hochrechnen.

IHRE REISE-KÜCHE: DREI SZENARIEN, EINE METHODE.

Im Hotel:

- Wasserkocher und Mikrowelle reichen für viele Rezepte
- Mini-Kühlschrank für Frische
- Reise-Set: scharfes Messer, kleines Schneidebrett

In der Ferienwohnung / Airbnb:

- Meist volle Küche verfügbar
- Mitbringen: Lieblingsgewürze - hochwertiges Öl

Outdoor / Am Lagerfeuer:

- Gaskocher oder offenes Feuer mit Rost, 1 Klapptisch,
- Schneidebrett, scharfes Messer, Holzlöffel, Gabel
- *Optional:* French Press, Feuerzeug, Multifunktionswerkzeug

Die Grundausstattung an Lebensmitteln:

- Hochwertiges hitzebeständiges Öl (z.B. Avocado- / Kokosöl), Olivenöl für das Finish, grobes Meersalz / schwarzer Pfeffer.
- *Das Gewürz-Kit* - Eine Empfehlung für ein kompaktes, wasserdichtes Set mit vielseitigen Gewürzen (z.B. geräuchertes Paprikapulver für Lagerfeuer-Aroma, Kreuzkümmel, Oregano).

GESUNDE NAHRUNG FÜR UNTERWEGS

∞

KÜHL-MANAGEMENT: FRISCHE STRATEGISCH

Egal ob Mini-Kühlschrank im Hotel, Airbnb-Kühlschrank oder Kühlbox am Lagerfeuer – für erstklassige Mahlzeiten, die auch am dritten Tag noch frisch sind, gilt es, strategisch zu packen:

Das Zonen-Prinzip:

- Kälte sinkt nach unten. Rohes Fleisch und empfindlich tierische Lebensmittel gehören auf den Boden. Gemüse, Käse und Eier lagern oben in den oberen, etwas milderen Zonen.

Wasserdicht ist Pflicht:

- Packen Sie Ihre Zutaten in wasserdichte Behälter (oder ZIP-Beutel). Schützt unterwegs auch vor Auslaufen im Reisegepäck.

GUSSEISEN-PFLEGE FÜR UNTERWEGS

Wenn Sie mit Gusseisen reisen, gelten drei Regeln. In Hotel- oder Airbnb-Küchen können Sie diesen Abschnitt überspringen.

- Keine Seife: sie zerstört die Patina (natürliche Antihaftbeschichtung).
- Mit heißem Wasser und Holzspatel reinigen, gründlich abtrocknen.
- Mit ein paar Tropfen Öl (z.B. Avocado) einreiben; fertig.

DER KODEX DES REISEKOCHENS

Wir kochen leise und reisen leicht — und hinterlassen jeden Ort so, wie wir ihn vorgefunden haben.

DER HERMANN BROS. POWER WRAP

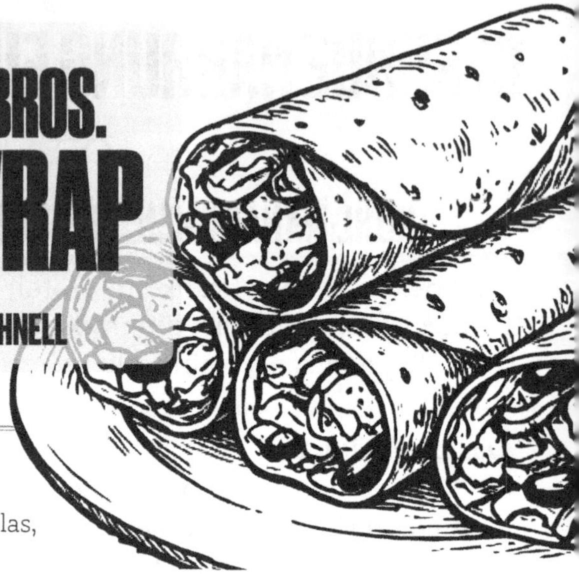

HANDFEST, WARM & SCHNELL

AUF EINEN BLICK

- **Zeit:** 10 Min.
- **Utensilien:** 1 Pfanne
- **Basis Zutaten:** 4 Tortillas, Salz, Pfeffer, Öl/Butter

WÄHLEN SIE IHREN WEG

TRADITIONELL
(Fleisch)

Puten-Bacon & Ei

- Puten Bacon
- 4 Eier
- 1/2 Tasse Reibekäse

VEGETARISCH
(vital)

Käse & Rührei

- 4 Eier
- 1/2 Tasse Feta Würfel
- 1 Paprika (gewürfelt)

VEGAN
(Pflanzenkraft)

Räuchertofu & Bohnen

- 200g Naturtofu
- 1/2 Tasse Kidney-bohnen (Dose)
- 1/2 TL Kurkuma

ZUBEREITUNG (EINE PFANNE):

1. • <u>**Anbraten:**</u> *Traditionell:* Bacon knusprig braten, herausnehmen.
   • *Veggie/Vegan:* Gemüse bzw. Tofu in Öl scharf anbraten.

2. • <u>**Die Masse:**</u> *Traditionell/Veggie:* Eier verquirlen, in die Pfanne geben, stocken lassen, Bacon/Käse/Gemüse untermischen
   • *Vegan:* Tofu mit Kurkuma (für die Farbe), Salz und Pfeffer würzen, Bohnen untermischen und heiß werden lassen.

3. • <u>**Füllen & Rollen:**</u> Tortillas kurz in der Pfanne erwärmen, Füllung mittig platzieren, fest zusammenrollen. Optional: Kurz von aussen anbraten.

HERMANN BROS.™ TIPP

Wickeln Sie die übrigen Wraps in Alufolie. Sie schmecken auch kalt noch und sind ein hervorragender Mittagssnack.

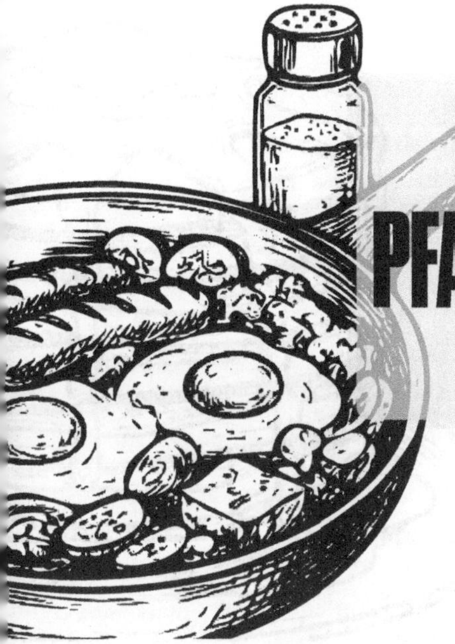

DIE "ALLES-DRIN" PFANNE (SCRAMBLE)

REISEVERWERTUNG DELUXE

AUF EINEN BLICK

- **Zeit:** 10 Min.
- **Utensilien:** 1 Pfanne
- **Basis Zutaten:** Zwiebel, evtl. Kartoffelreste, Salz, Pfeffer

WÄHLEN SIE IHREN WEG

TRADITIONELL	VEGETARISCH	VEGAN
(Wurst)	*(Käse)*	*(Tofu / Erbsen)*
Wurst & Ei	***Halloumi & Gemüse***	***Tofu Scramble***
• 2 Würstchen (in Scheiben)	• 100g Halloumi (gewürfelt)	• 200g Naturtofu (zerbröselt)
• 3 Eier	• 3 Eier	• 1/2 TL Kurkuma
• Schnittlauch	• Tomaten	• 1 Tomate (Saftigkeit)

ZUBEREITUNG:

1. • **Basis:** Zwiebeln und (falls vorhanden) Kartoffelreste in Öl anbraten.

2. • **Protein:** *Traditionell:* Wurstscheiben dazugeben und bräunen.
   • *Veggie/Vegan:* Halloumi mitbraten, bis er Farbe hat. / Tofu-Brösel scharf anbraten.

3. • **Die Masse:** *Trad./Veggie:* Eier verquirlen, darübergießen und stocken lassen.
   • *Vegan:* Kurkuma und gewürfelte Tomate unter den Tofu rühren (Tomate sorgt für die "schlotzige" Ei-Konsistenz).

4. • **Würzen:** Kräftig abschmecken und direkt aus der Pfanne essen.

HERMANN BROS.™ TIPP

Kurkuma im veganen Rührei sorgt nicht nur für die gelbe Farbe, sondern wirkt entzündungshemmend nach einem langen Marsch.

CAMPING PANCAKES

SÜSS ODER HERZHAFT

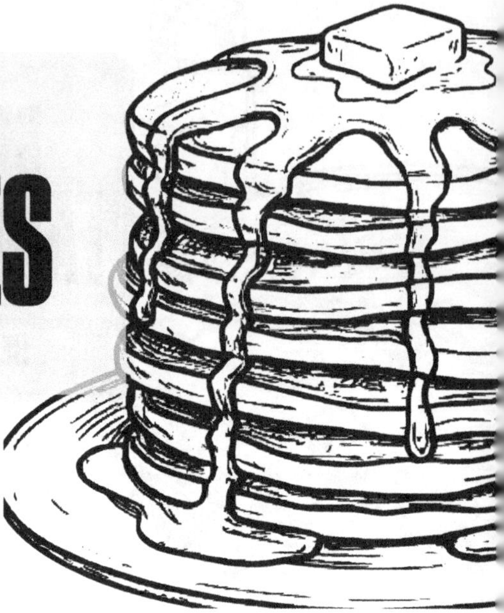

AUF EINEN BLICK

- **Zeit:** 15 Min.
- **Utensilien:** 1 Pfanne, 1 Schüssel
- **Basis Zutaten:** 1 Tasse Mehl, 1 TL Backpulver, Prise Salz, Öl

WÄHLEN SIE IHREN WEG

TRADITIONELL
(deftig)
Speck & Sirup

- 1 Ei
- 1 Tasse Milch
- 3 Scheiben Speck (gebraten)

VEGETARISCH
(Protein)
Buttermilch & Quark

- 1 Ei
- 1 Tasse Quark
- 1/2 Tasse Milch
- 2 EL Protein-pulver

VEGAN
(fruchtig)
Banane & Hafer

- 1 zerdrückte Banane (Ei Ersatz)
- 1 Tasse Hafermilch
- Blaubeeren im Teig

ZUBEREITUNG:

1. • <u>**Teig:**</u> Vermengen Sie Mehl und Backpulver. Rühren Sie die Flüssigkeit und Bindemittel (Ei oder Banane) unter, bis ein glatter Teig entsteht.
   • *Traditionell:* Braten Sie zuerst den Speck in der Pfanne knusprig, nehmen Sie ihn raus und nutzen Sie das Fett für die Pfannkuchen.
2. • <u>**Backen:**</u> Geben Sie pro Pfannkuchen 2 EL Teig in die heiße Pfanne.
3. • <u>**Wenden:**</u> Sobald Bläschen an der Oberfläche erscheinen, wenden und goldbraun backen.
   • *Traditionell/Veggie:* Speck und Sirup/ Mit Früchten oder Nüssen

HERMANN BROS.™ TIPP

Kein Messbecher? Eine normale Kaffeetasse (ca. 200 ml) funktioniert als Maß für Mehl und Milch gleichermaßen.

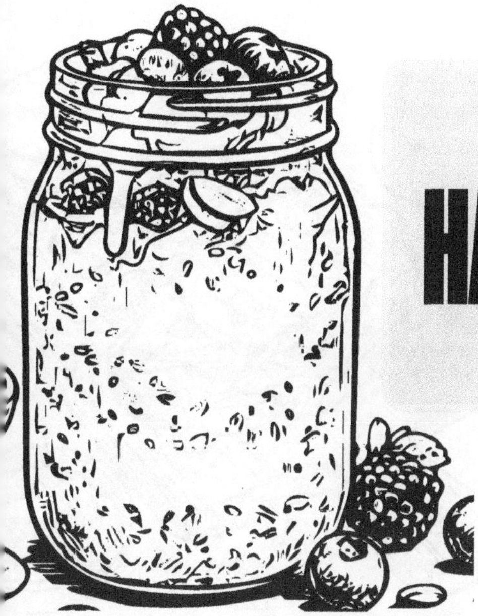

ÜBER NACHT HAFERFLOCKEN

VORBEREITUNG IST ALLES

AUF EINEN BLICK

- **Zeit:** 5 Min. (Vorabend)
- **Utensilien:** 1 Schüssel / Glas
- **Basis Zutaten:** 1/2 Tasse Haferflocken, 1 EL Chiasamen, Zimt

WÄHLEN SIE IHREN WEG

TRADITIONELL
(Milch)
Kuhmilch & Honig
- 1 Tasse Vollmilch
- 1 EL Honig
- 1 EL Mandelbutter

VEGETARISCH
(cremig)
Joghurt & Beeren
- 1/2 Tasse Milch
- 1/2 Tasse Joghurt
- Handvoll Beeren
- 1 TL Honig

VEGAN
(rein)
Mandelmilch & Ahorn
- 1 Tasse Mandelmilch
- 1 EL Ahornsirup
- 1 EL Nussmus

ZUBEREITUNG (IM GLAS):

1. • **Mischen:** Geben Sie Haferflocken, Chiasamen und Zimt in das Glas.
2. • **Flüssigkeit:** Fügen Sie die Flüssigkeit Ihrer Wahl (Milch / Joghurt /Pflanzendrink) und das Süßungsmittel (Honig/Sirup) hinzu.
3. • **Schütteln:** Glas verschließen und kräftig schütteln.
4. • **Geduld & Genuss:** Über Nacht (oder mind. 4 Stunden) kühl stellen und am Morgen kurz umrühren. Nach Belieben mit Nüssen oder frischem Obst toppen.

HERMANN BROS.™ TIPP

Verwenden Sie ein leeres Erdnussbutterglas - die Reste am Rand geben extra Geschmack.

DAS REISE SANDWICH

KNUSPRIG, OHNE TOASTER

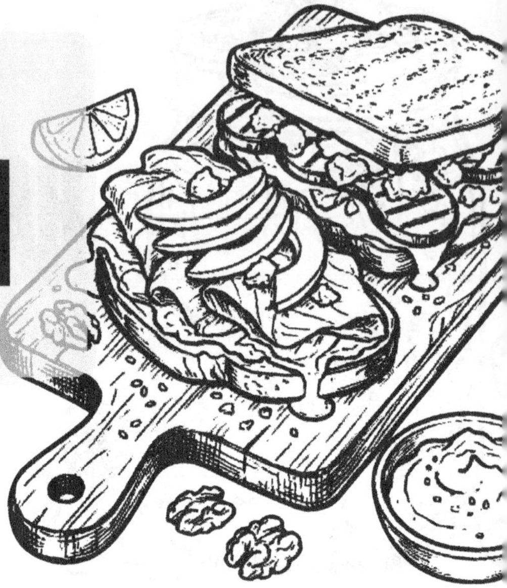

AUF EINEN BLICK

- **Zeit:** 5 Min.
- **Utensilien:** 1 Pfanne
- **Basis Zutaten:** 2-4 Scheiben Brot, etwas Öl oder Butter

WÄHLEN SIE IHREN WEG

TRADITIONELL *(Fisch)*	**VEGETARISCH** *(Käse)*	**VEGAN** *(Creme)*
Lachs & Avocado	***Ziegenkäse & Honig***	***Hummus & Grillgemüse***
• 50g Räucherlachs	• Ziegenkäserolle	• Hummus
• 1/2 Avocado (zerdrückt)	• Honig	• Zucchinischeiben (gebraten)
• Zitrone	• Walnüsse	• Sesam

ZUBEREITUNG:

1. • **Rösten:** Geben Sie etwas Fett in die Pfanne. Rösten Sie die Brotscheiben von beiden Seiten goldbraun.

2. • **Vorbereitung Belag:** *Vegan:* Braten Sie die Zucchinischeiben kurz neben dem Brot mit an.
   • *Veggie:* Legen Sie den Ziegenkäse kurz auf das warme Brot in der Pfanne, damit er leicht anschmilzt.

3. • **Belegen:** *Traditionell:* Avocado aufstreichen, Lachs drauf, mit Zitrone beträufeln.
   • *Veggie:* Honig über den warmen Käse geben, Nüsse drauf.
   • *Vegan:* Brot mit Hummus bestreichen, gebratenes Gemüse darauf.

HERMANN BROS.™ TIPP

Räucherlachs hält sich vakuumverpackt ungekühlt oft 1-2 Tage (je nach Marke), ist aber der perfekte Start für den ersten Morgen der Reise.

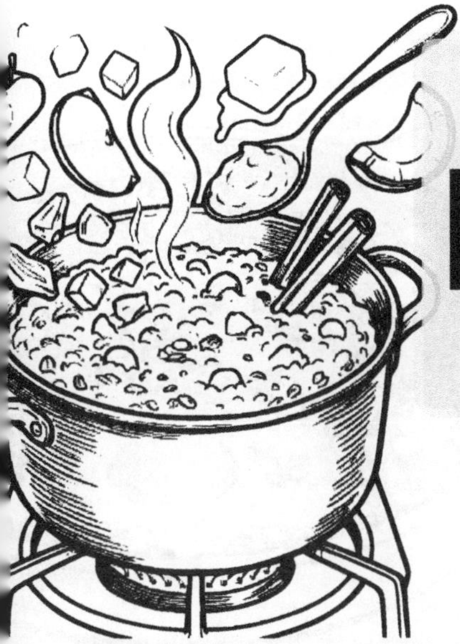

WARMES FRÜHSTÜCKS BREI (PORRIDGE)

WÄRME VON INNEN

AUF EINEN BLICK

- **Zeit:** 10 Min.
- **Utensilien:** 1 Topf
- **Basis Zutaten:** 1 Tasse Getreide (Hafer / Quinoa / Reisflocken) 2 Tassen Flüssigkeit, Prise Salz

WÄHLEN SIE IHREN WEG

TRADITIONELL	VEGETARISCH	VEGAN
(Klassik)	*(Protein)*	*(Tofu / Erbsen)*
Butter & Zimt-Zucker	***Quark & Äpfel***	***Kokos & Mango***
• Stück Butter • Zucker / Zimt • Milch / Wasser Mix	• 2 EL Quark (am Ende) • 1 Apfel (gewürfelt) • Wasser / Milch	• Kokosmilch • getrocknete Mango • Kokosraspel

ZUBEREITUNG (IM TOPF):

1. • **Kochen:** Flüssigkeit mit dem Getreide und einer Prise Salz aufkochen.
2. • **Simmern:** Hitze reduzieren und köcheln lassen bis die gewünschte Konsistenz erreicht ist (Hafer: 5 Min / Quinoa: 15 Min).
   - *Veggie:* Kochen Sie die Apfelwürfel direkt mit, damit sie weich werden.
   - *Vegan:* Kochen Sie die getrocknete Mango mit, damit sie Flüssigkeit aufnimmt.
3. • **Veredeln:** *Traditionell:* Butter einrühren.
   - *Vegan:* Quark unterheben (macht es cremig und kühlt ab).

HERMANN BROS.™ TIPP

Eine Prise Salz im süßen Brei ist kein Fehler, sonder ein Muss; es hebt die Süße hervor und gleicht den Mineralverlust durch Schwitzen aus.

AUFM SPRUNG SHAKSHUKA

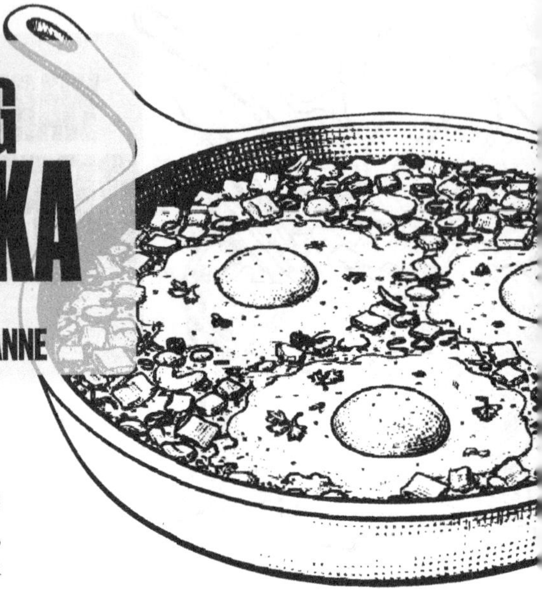

TOMATEN-TRAUM AUS DER PFANNE

AUF EINEN BLICK

- **Zeit:** 15 Min.
- **Utensilien:** 1 Pfanne (mit Deckel)
- **Basis Zutaten:** 1 Tasse Mehl, 1 Dose Tomaten, 1 Zwiebel, Cumin

WÄHLEN SIE IHREN WEG

TRADITIONELL
(würzig)
Chorizo & Ei

- 50g Chorizo oder Salami (gewürfelt)
- 2-3 Eier

VEGETARISCH
(käsig)
Feta & Ei

- 100g Feta-Käse
- 2-3 Eier
- Paprikawürfel

VEGAN
(herzhaft)
Tofu & Kichererbsen

- 200g Seidentofu oder Naturtofu
- 1/2 Tasse Kichererbsen
- Kala Namak Salz

ZUBEREITUNG:

1. • <u>Basis:</u> Zwiebel und Knoblauch in Öl glasig dünsten.
   • *Traditionell:* Chorizo jetzt mitbraten, bis das rote Fett austritt.
   • *Vegan/Veggie:* Paprika oder Kichererbsen kurz mitrösten.
2. • <u>Köcheln:</u> Tomaten dazugeben mit Cumin, Salz und Pfeffer würzen. 5 Min. einkochen lassen, bis die Soße eindickt.
3. • <u>Einlegen:</u> *Trad./Veggie:* Mit einem Löffel kleiner Mulden in die Soße drücken. Eier hineinschlagen. Feta darüber bröseln (Veggie).
   • *Vegan:* Tofustücke in Soße legen oder Seidentofu als "Ei-Inseln" hinein.
4. • <u>Abschluss:</u> Deckel drauf (oder Alufolie), 5 Min ziehen lassen, mit Brot servieren.

HERMANN BROS.™ TIPP

Kein Messbecher? Eine normale Kaffeetasse (ca. 200 ml) funktioniert als Maß für Mehl und Milch gleichermaßen.

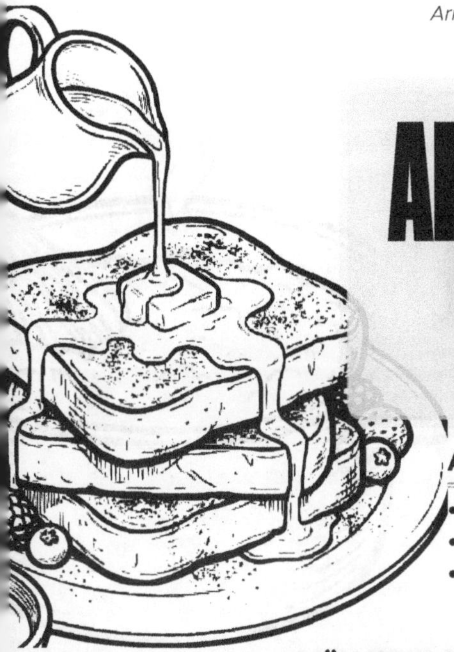

ARMER RITTER (FRENCH TOAST)

RETTUNG FÜR ALTES BROT

AUF EINEN BLICK

- **Zeit:** 10 Min.
- **Utensilien:** 1 Pfanne, tiefer Teller
- **Basis Zutaten:** Altbackenes Brot (oder Toast), Öl/Butter zum Braten, Zimt & Zucker

WÄHLEN SIE IHREN WEG

TRADITIONELL *(Klassik)*	**VEGETARISCH** *(fruchtig)*	**VEGAN** *(ohne Ei)*
Milch & Ei	***Joghurt - Topping***	***Banane & Hafermilch***
• 2 Eier • 100ml Milch • Prise Muskat	• Wie Traditionell • Dazu griechischer Joghurt & Beeren	• 1 reife Banane (zerdrückt) • 150ml Hafermilch • 1 TL Mehl (Bindung)

ZUBEREITUNG:

1. • <u>**Die Tunke:**</u> *Trad./Veggie:* Eier mit Milch und Muskat verquirlen.
   • *Vegan:* Banane mit Gabel zu Brei drücken, mit Hafermilch und Mehl verrühren (das Mehl sorgt für die Kruste).

2. • <u>**Baden:**</u> *Die Brötchen:* Die Brotscheiben von beiden Seiten kurz in die Flüssigkeit legen, bis sie sich vollgesaugt haben (aber nicht zerfallen).

3. • <u>**Braten:**</u> Fett in der Pfanne erhitzen. Das Brot bei mittlerer Hitze goldrbaun braten.

4. • <u>**Servieren:**</u> Noch heiß in Zimt und Zucker wälzen oder mit Toppings Belegen.

HERMANN BROS.™ TIPP

Wenn Sie keine Milch haben: Wasser mit Milchpulver funktioniert hierfür excellent und spart Gewicht im Rucksack.

GRIESSBREI "HEISSE SEELE"

SCHNELL, WARM & SÜSS

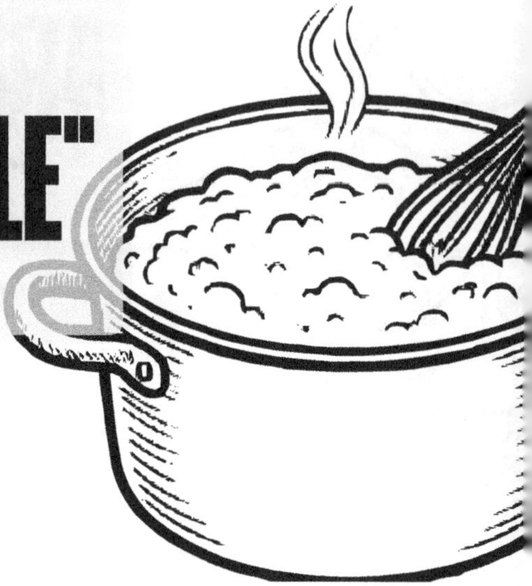

AUF EINEN BLICK

- **Zeit:** 5-8 Min.
- **Utensilien:** 1 Topf
- **Basis Zutaten:** 1/2 Tasse Weichweizengrieß, 500ml Flüssigkeit, 1 EL Zucker/Honig, Prise Salz

WÄHLEN SIE IHREN WEG

TRADITIONELL	VEGETARISCH	VEGAN
(Klassik)	*(Protein)*	*(cremig)*
Butter & Zimt	***Quark & Kirschen***	***Kokos & Kakao***
• 500ml Milch • 1 EL Butter • Zimt-Zucker Mischung	• 500ml Milch • 2 EL Quark (Am Ende) • getrockn. Kirschen	• 1 Dose Kokosmilch • 1 EL Kakaopulver • Kokoschips

ZUBEREITUNG:

1. • <u>**Aufkochen:**</u> Bringen Sie die Flüssigkeit (Milch/Kokosmilch) mit der Prise Salz und dem Zucker zum Kochen. (Vorsicht: Milch kocht schnell am Campingkocher.
2. • <u>**Einrühren & Quellen:**</u> Topf vom Feuer nehmen. Den Grieß unter ständigem Rühren mit dem Schneebesen oder Löffel einrieseln lassen. Zurück auf kleinste Flamme oder Resthitze. 2-3 minuten rühren, bis es andickt.
3. • <u>**Veredeln:**</u> *Traditionell:* Butterflocke unterrühren.
   • *Veggie:* Quark unterheben für extra Protein und Frische.
   • *Vegan:* Kakao einrühren.

HERMANN BROS.™ TIPP

Grieß brennt am Topfboden schnell an. Nehmen Sie den Topf lieber früher von der Flamme - der Brei dickt beim Abkühlen noch stark ab.

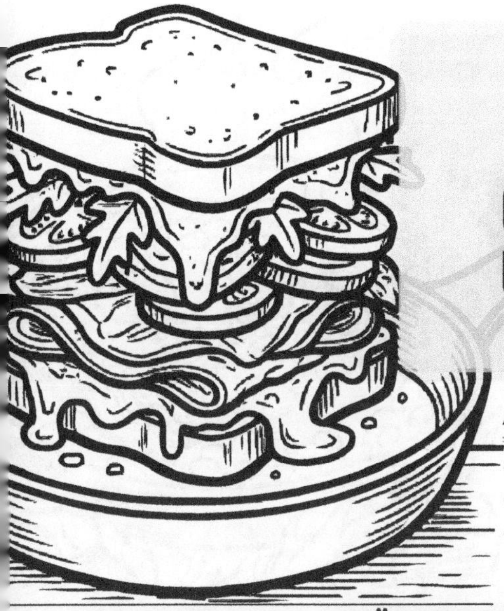

DAS WARME FRÜHSTÜCKS SANDWICH

BESSER ALS VOM BÄCKER

AUF EINEN BLICK

- **Zeit:** 10 Min.
- **Utensilien:** 1 Pfanne (plus evtl. Stein)
- **Basis Zutaten:** 2 Scheiben Toast oder Brot, Butter/Öl für die Außenseite

WÄHLEN SIE IHREN WEG

TRADITIONELL
(Klassik)
Schinken & Käse

- Kochschinken
- Scheibenkäse (Cheddar)
- Senf

VEGETARISCH
(fruchtig)
Tomate - Mozarella

- Mozarella (in Scheiben)
- Tomate
- Pesto / Basilikum

VEGAN
(cremig)
Hummus & Grillgemüse

- Hummus
- Gegrillte Paprika (Glas)
- Rucola

ZUBEREITUNG:

1. • **Belegen:** Bestreichen Sie die Innenseite der Brote. Belegen Sie sie mit Ihren Zutaten.
2. • **Fetten & Braten:** Bestreichen SIe die Außenseiten des Sandwiches dünn mit Butter oder Öl (Wichtig für die Kruste!).
3. • **Pressen:** Mit dem Pfannenwender (oder sauberen Topfboden) glatt drücken.
4. • **Wenden:** Nach 2-3 Minuten wenden, bis beide Seiten goldbraun sind und der Käse/Inhalt warm ist.

HERMANN BROS.™ TIPP

Geduld ist der Schlüssel. Zu viel Hitze verbrennt das Brot, bevor der Käse innen gescmolzen ist. Mittlere Hitze ist perfekt.

BOHNEN-PFANNE "COWBOY STYLE"

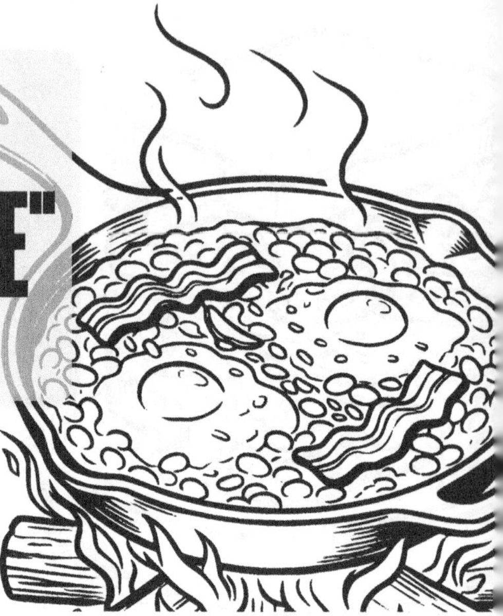

PROTEIN SATT AUS DER DOSE

AUF EINEN BLICK

- **Zeit:** 8 Min.
- **Utensilien:** 1 Pfanne oder 1 Topf
- **Basis Zutaten:** 1 Dose Weiße Bohnen in Tomatensoße , Brot

WÄHLEN SIE IHREN WEG

TRADITIONELL	VEGETARISCH	VEGAN
(deftig)	*(Spiegelei)*	*(scharf)*
Speck & Bohnen	***Bohnen & Eier***	***Chilli - Bohnen***
• 50g Speckwürfel	• 2 Eier	• 1 frische Chilli (gehackt)
• 1 TL BBQ-Soße (optional)	• Schnittlauch	• 1 TL Cumin
	• Pfeffer	• 1 EL Öl

ZUBEREITUNG:

1. • **Start:** *Traditionell:* Speck knusprig auslassen.
   • *Vegan:* Chilli kurz in Öl andünsten.
2. • **Bohnen & Einkochen:** Die komplette Dose Bohnen (mit Soße) in die Pfanne geben. Unter Rühren erhitzen, bis es blubbert.
   • Lassen Sie die Flüssigkeit etwas einreduzieren, damit der Geschmack intensiver wird.
3. • **Das Ei (Veggie):** Machen Sie zwei Mulden in die Bohnen und schlagen Sie die Eier hinein. Deckel drauf, bis das Eiweiß fest ist (wie bei Shakshuka).
4. • **Servieren:** Direkt auf geröstetem Brot oder pur aus der Pfanne.

HERMANN BROS.™ TIPP

Weiße Bohnen liefern komplexe Kohlenhydrate und Ballaststoffe. Das hält den Hunger bis zum Nachmittag fern.

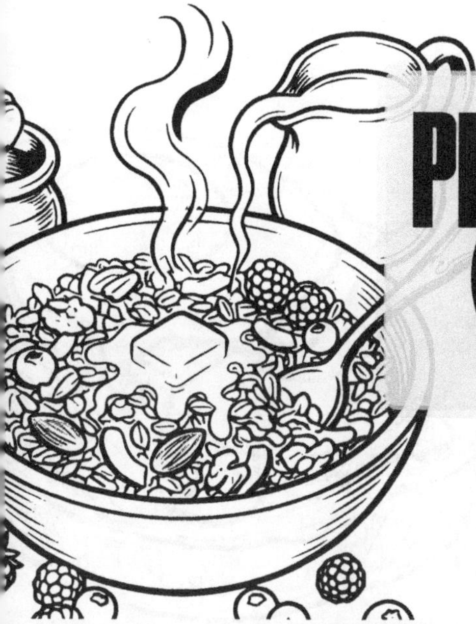

PFANNEN-MÜSLI (WARMES GRANOLA)

KNUSPRIG, FRISCH & WARM

AUF EINEN BLICK

- **Zeit:** 5 Min.
- **Utensilien:** 1 Pfanne
- **Basis Zutaten:** 1 Tasse Haferflocken, 2 EL Nüsse/Kerne, 1 EL Süße

WÄHLEN SIE IHREN WEG

TRADITIONELL	VEGETARISCH	VEGAN
(Butter)	*(Joghurt)*	*(Kokos)*
Butter - Crunch	***Müsli - Topping***	***Kokos - Crunch***
• 1 EL Butter • 1 EL Honig • Milch zum Aufgießen	• Wie Traditionell, aber: • Serviert auf kaltem Joghurt	• 1 EL Kokosöl • 1 EL Ahornsirup • Kokosraspel

ZUBEREITUNG:

1. • **Rösten:** Geben Sie Haferflocken und Nüsse in die trockene Pfanne. Bei mittlerer Hitze rösten, bis es nach Nuss duftet (nicht schwarz werden lassen).
2. • **Karamellisieren:** *Trad./Veggie:* Butter und Honig dazugeben. Rühren, bis alles überzogen ist.
   • *Vegan:* Kokosöl und Sirup dazugeben.
3. • **Abkühlen:** Nehmen Sie das Müsli sofort aus der heißen Pfanne (sonst verbrennt es durch die Restwärme).
4. • **Essen:** Mit Milch aufgießen oder als knuspriges Topping über Joghurt.

HERMANN BROS.™ TIPP

Das Rösten schließt die Stärke auf und macht die Flocken bekömmlicher und geschmacksintensiver als rohe Flocken.

SÜSSKARTOFFEL "TOAST"

DIE GETREIDEFREIE ALTERNATIVE

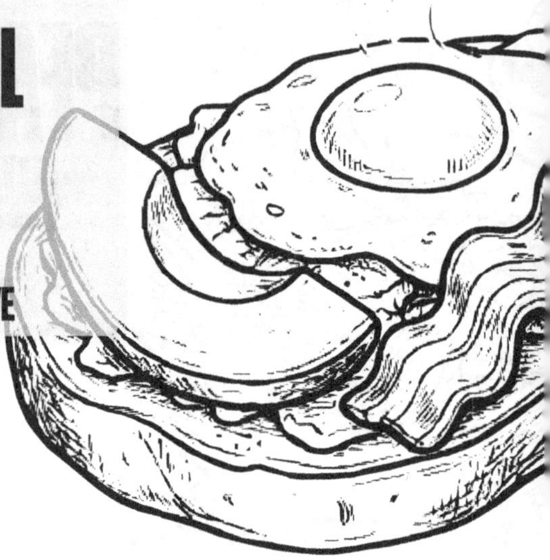

AUF EINEN BLICK

- **Zeit:** 12 Min.
- **Utensilien:** 1 Pfanne
- **Basis Zutaten:** 1 große, dicke Süsskartoffel (rund), Beleg nach Wahl

WÄHLEN SIE IHREN WEG

TRADITIONELL	VEGETARISCH	VEGAN
(Speck)	*(süss)*	*(herzhaft)*
Bacon & Ei	***Mandel & Banane***	***Avocado & Sesam***
• Gebratener Speck • Spiegelei (auf dem Toast)	• Mandelmus • Bananenscheiben • Zimt	• zerdrückte Avocado • Sesam • Chilliflocken

ZUBEREITUNG:

1. • **Schneiden:** Schneiden Sie die Süßkartoffel (Schale kann dranbleiben). Schneiden Sie sie der Länge nach in ca. 0,5-1cm dicke Scheiben.
2. • **Braten:** Erhitzen Sie ein wenig Öl in der Pfanne. Legen Sie die Scheiben hinein.
3. • **Garen:** Braten Sie die Scheiben bei mittlerer Hitze ca. 5 Min. pro Seite. Sie sollen außen Blasen werfen und bräunenm innen aber weich werden (Gabeltest machen).
4. • **Belegen:** Nutzen Sie die Scheiben nun exakt wie eine Scheibe Toastbrot und belegen Sie sie nach Wahl.

HERMANN BROS.™ TIPP

Süßkartoffeln müssen nicht gekühlt werden und halten sich dunkel gelagert wochenlang - das perfekte Gemüse für lange Trips.

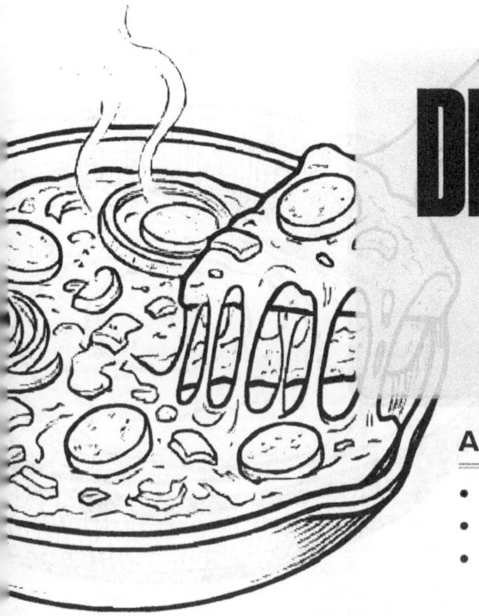

DIE FRITTATA (TORTILLA)

DAS BESTE VOM REST

AUF EINEN BLICK

- **Zeit:** 20 Min.
- **Utensilien:** 1 Pfanne (mit Deckel!)
- **Basis Zutaten:** 4-6 Eier (oder Kichererbsen), Kartoffelreste oder Gemüse

WÄHLEN SIE IHREN WEG

TRADITIONELL
(Spanisch)
Kartoffel & Chorizo

- Gekochte Kartoffelscheiben
- Chorizo / Salami
- Zwiebel

VEGETARISCH
(grün)
Spniat & Käse

- Handvoll Spinat
- Feta - Würfel
- Tomaten

VEGAN
(Socca)
Kichererbsen-Frittata

- 1 Tasse Kichererbsenmehl
- 1 Tasse Wasser
- Gemüse nach Wahl

ZUBEREITUNG (IN DER PFANNE):

1. • <u>**Inhalt:**</u> *Trad./Veggie:* Braten Sie Kartoffeln, Wurst oder Gemüse in der Pfanne kräftig an. Wüzen Sie gut.
   • *Vegan:* Verrühren Sie Mehl und Wasser zu einem Pfannkuchenteig. Würzen. Über das Gemüse gießen.

2. • <u>**Backen:**</u> Hitze auf Minimum reduzieren. Deckel auf die Pfanne geben. Ca. 10-12 Minuten stocken lassen, bis die Oberfläche fest ist.

3. • <u>**Servieren:**</u> In Tortenstücke schneiden.

HERMANN BROS.™ TIPP

Wenn die Oberseite noch zu flüssig ist, aber der Boden dunkel wird: Nehmen Sie die Pfanne vom Feuer und einfach 5 Min. stehen lassen.

EGG IN A HOLE (EI IM LOCH)

KINDHEITSERINNERUNG

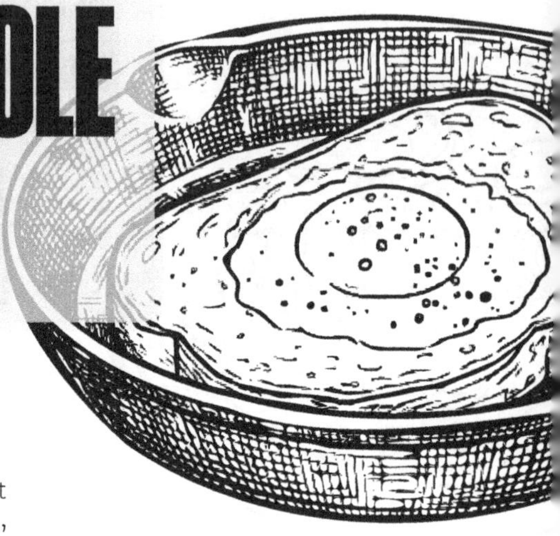

AUF EINEN BLICK

- **Zeit:** 8 Min.
- **Utensilien:** 1 Pfanne
- **Basis Zutaten:** Toastbrot (oder große Brotscheiben), Eier, Butter/Öl

WÄHLEN SIE IHREN WEG

TRADITIONELL *(Speck)*	VEGETARISCH *(Käse)*	VEGAN *(Tofu-Einsatz)*
Bacon - Topping	***Käse - Überbacken***	***Tofu - Toast***
• Speckstreifen (dazu braten)	• Scheibenkäse (drüberlegen)	• Runde Tofuscheibe ausstechen
• Ketchup oder BBQ - Soße	• Tomatenscheibe	• Kala Namak Salz

ZUBEREITUNG:

1. • **Loch:** Mit einem Glas oder Messer ein Loch (ca. 5 cm) in die Mitte der Brotscheibe stechen. (Den "Kreis" mitbraten!).
2. • **Braten:** Brot in die gefettete Pfanne legen.
3. • **Ei:** Das Ei vorsichtig in das Loch schlagen.
   • *Vegan:* Eine runde Scheibe Tofu oder polenta passgenau ins Loch legen.
4. • **Wenden:** Wenn das Ei unten fest ist, vorsichtig wenden und fertig brate (Eigelb darf flüssig bleiben).

HERMANN BROS.™ TIPP

Legen Sie für die letzte Minute den Deckel auf die Pfanne. So gart das Eiweiß oben schneller durch, ohne dass das Brot unten verbrennt.

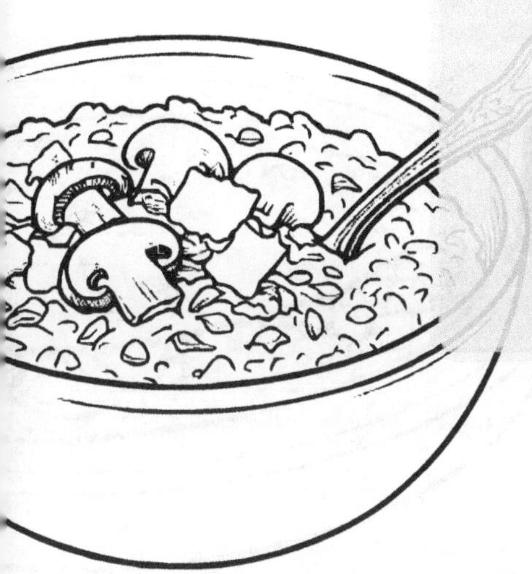

HERZHAFTER PORRIDGE

HAFER MAL ANDERS

AUF EINEN BLICK

- **Zeit:** 10 Min.
- **Utensilien:** 1 Topf
- **Basis Zutaten:** Haferflocken (zart), Gemüsebrühe, 1 EL Öl

WÄHLEN SIE IHREN WEG

TRADITIONELL	VEGETARISCH	VEGAN
(Ei)	*(Pilze)*	*(Avocado)*
Spiegelei & Lauch	***Pilz - Parmesan***	***Soja & Sesam***
• 1 Spiegelei (seperat gebraten) • Frühlingszwiebeln	• Gebratene Pilze • Geriebener Parmesan	• Avocado - Würfel • Sojasoße • Sesamöl

ZUBEREITUNG:

1. • **Kochen:** Haferflocken in der Brühe aufkochen, bis eine cremige Konsistenz entsteht (ca. 5 min).

2. • **Topping:** *Trad./Veggie:* Das seperat gebratene Ei oder die Pilze oben drauf geben.
   • *Vegan:* Avocado unterheben und mit Sojasoße abschmecken.

3. • **Finish:** Mit Pfeffer und frischen Kräutern (Schnittlauch) bestreuen.

HERMANN BROS.™ TIPP

Dieser Brei liefert langkettige Kohlenhydrate und Salz. Das beugt Muskelkrämpfen bei langen Wanderungen vor.

KICHERERBSEN OMLETT (SOCCA)

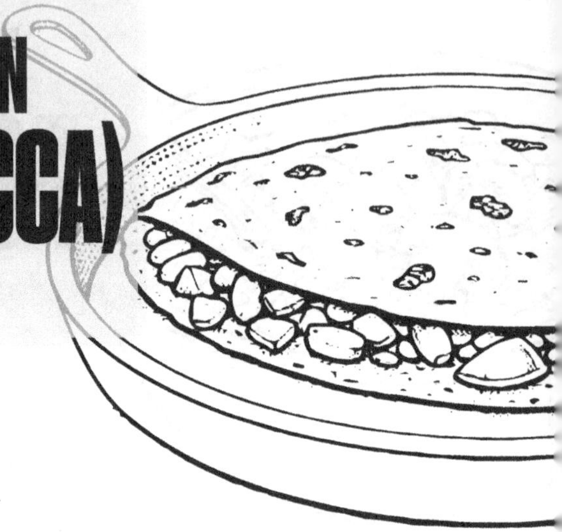

DAS VEGANE OMELETT

AUF EINEN BLICK

- **Zeit:** 15 Min.
- **Utensilien:** 1 Pfanne
- **Basis Zutaten:** Kichererbsenmehl, Wasser, Öl, Salz

WÄHLEN SIE IHREN WEG

TRADITIONELL	VEGETARISCH	VEGAN
(Wurst)	*(Zwiebel)*	*(Kräuter)*
Salami - Stücke	***Zwiebel - Kuchen***	***Kräuter - Fladen***
• Salami - Würfel im Teig • Pfeffer	• Viele Zwiebelringe • Kümmel	• Frische Petersilie • Schnittlauch • Tomatenwürfel

ZUBEREITUNG:

1. • <u>**Teig:**</u> 1 Tasse Mehl mit 1 Tasse Wasser und 1 EL Öl verrühren. Würzen.

2. • <u>**Braten:**</u> Zutaten (Wurst/Zwiebel) in der Pfanne scharf anbraten.

3. • <u>**Backen:**</u> Den Teig über die Zutaten gießen. Wie einen dicken Pfannkuchen bei mittlerer Hitze von beiden Seiten goldbraun backen (ca. 4-5 Min pro Seite).

HERMANN BROS.™ TIPP

Lassen Sie den Teig vor dem Braten idealerweise 10-15 Minuten quellen. Das macht den Fladen bekömmlicher und stabiler beim Wenden.

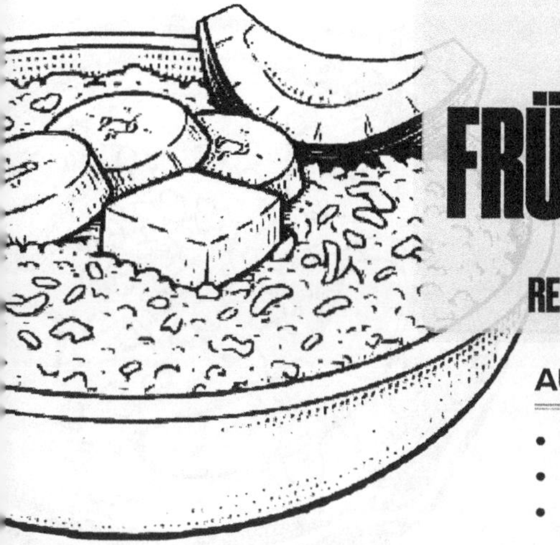

SÜSSER FRÜHSTÜCKS REIS

REIS (VORTAG), SÜSS VERWERTET

AUF EINEN BLICK

- **Zeit:** 8 Min.
- **Utensilien:** 1 Pfanne
- **Basis Zutaten:** Gekochter Reis (kalt), Butter oder Kokosöl, Zucker

WÄHLEN SIE IHREN WEG

TRADITIONELL	VEGETARISCH	VEGAN
(Butter)	*(Ei)*	*(Kokos)*
Butter-Zimt-Reis	***Reis-Omelett Süß***	***Kokos - Reis***
• Viel Butter • Zimt-Zucker Mischung	• 1 verquirltes Ei (mitbringen) • Rosinen	• Kokosöl • Kokosraspel • Bananenscheiben

ZUBEREITUNG (IN DER PFANNE):

1. • **Braten:** Fett in der Pfanne erhitzen, den kalten Reis hineingeben und unter Rühren anbraten, bis er heiß ist.

2. • **Mischen:** *Veggie:* Ei darübergeben und stocken lassen (wie süßes Rührei).
   • *Vegan:* Bananenscheiben mitbraten, bis sie weich sind.

3. • **Süßen:** Zucker und Zimt großzügig darüberstreuen und kurz karamelisieren lassen.

HERMANN BROS.™ TIPP

Wenn der Reis sehr trocken ist, geben Sie einen Schluck Wasser oder Milch in die Pfanne und decken Sie sie kurz ab - so wird er wieder weich.

PFANNEN BANANENBROT

KUCHEN ZUM FRÜHSTÜCK

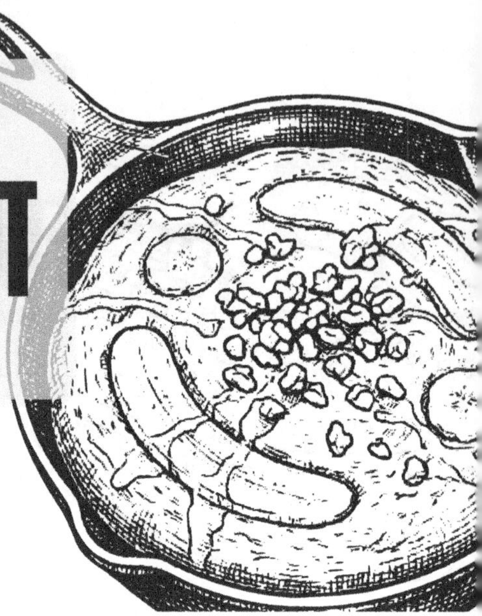

AUF EINEN BLICK

- **Zeit:** 20 Min.
- **Utensilien:** 1 Pfanne mit Deckel
- **Basis Zutaten:** 2 sehr reife Bananen, 1 Tasse Mehl, 1 TL Backpulver, etwas Öl

WÄHLEN SIE IHREN WEG

TRADITIONELL	VEGETARISCH	VEGAN
(Ei)	*(Schoko)*	*(Nuss)*
Klassik	***Choco - Banana***	***Walnuss - Banane***
• 1 Ei • Honig zum Servieren	• Schokostückchen im Teig • Butter zum Braten	• Gehackte Walnüsse • Ahornsirup

ZUBEREITUNG:

1. • **Teig:** Bananen mit einer Gabel zu Brei zerdrücken. Mit Mehl, Backpulver und (falls verwendet) Ei/Öl in einer Schüssel mischen.
2. • **Backen:** Geben Sie den Teig in die gefettete Pfanne. Deckel drauf!
3. • **Garen:** Bei *sehr kleiner* Hitze ca. 10-15 Min. backen, bis die Oberseite trocken aussieht und Blasen wirft.
4. • **Wenden:** Vorsichtig wenden (ectl. mit Teller-Trick) und kurz fertig backen. Warm essen.

HERMANN BROS.™ TIPP

Das Wenden ist der kritische Moment. Wenn der Fladen zu groß ist, machen Sie lieber drei kleinerer "Pancakes" daraus - die lassen sich leichter drehen.

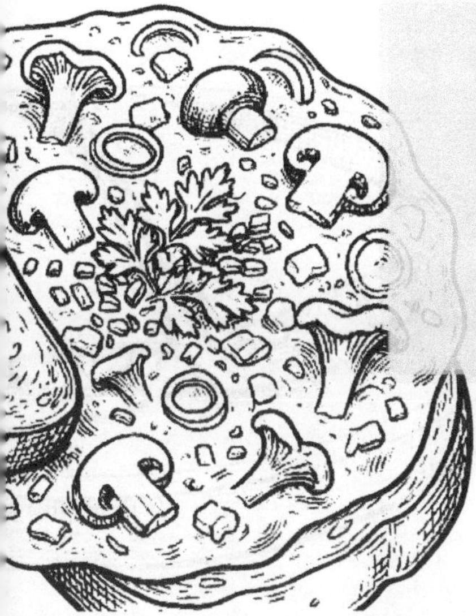

PILZ-RAHM TOAST

VORBEREITUNG IST ALLES

AUF EINEN BLICK

- **Zeit:** 10 Min.
- **Utensilien:** 1 Pfanne
- **Basis Zutaten:** Pilze (Champignons/ Pfifferlinge), Brot, Zwiebel, Öl

WÄHLEN SIE IHREN WEG

TRADITIONELL	VEGETARISCH	VEGAN
(Speck)	*(Sahne)*	*(Thymian)*
Speck - Pilze	***Creme - Pilze***	***Soja & Sesam***
• Speckwürfel • Petersilie	• Schuss Sahne oder Creme Fraiche • Schnittlauch	• Viel Knoblauch • Frischer Thymian • Olivenöl

ZUBEREITUNG (IN DER PFANNE):

1. • **Pilze:** Pilze putzen (nicht waschen!) und schneiden. In der sehr heißen Pfanne ohne Öl anbraten (entzieht Wasser und gibt Röstaromen).

2. • **Verfeinern:** Erst jetzt Öl/Butter und Zwiebeln/Speck dazu. Hitze reduzieren.
   • *Veggie:* Sahne angießen, kurz einkochen bis sämig.

3. • **Servieren:** Die Pilzmasse auf geröstetes Brot häufen.

HERMANN BROS.™ TIPP

Pilze saugen sich voll wie ein Schwamm. Nie mit Wasser waschen, sondern bürsten Sie den Dreck ab, sonst werden sie in der Pfanne matschig statt braun.

SÜSSE FRÜHSTÜCKS QUESADILLA

CREPE WAR GESTERN

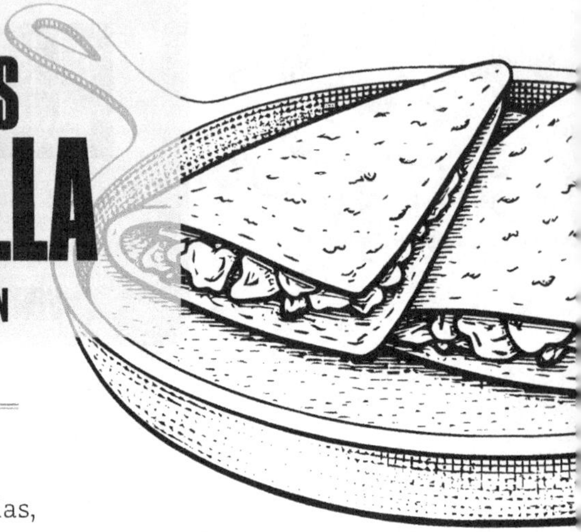

AUF EINEN BLICK

- **Zeit:** 8 Min.
- **Utensilien:** 1 Pfanne
- **Basis Zutaten:** Weizentortillas, süßer Aufstrich

WÄHLEN SIE IHREN WEG

TRADITIONELL	VEGETARISCH	VEGAN
(Nutella)	*(Frischkäse)*	*(Erdnuss)*
Schoko - Banane	***Cheesecake-Style***	***PB & Jelly***
• Nuss-Nougat-Creme • Bananen-scheiben	• Frischkäse & Honig • Erdbeeren (in Scheiben)	• Erdnussbutter • Marmelade

ZUBEREITUNG:

1. • **Füllen:** Bestreichen Sie eine Tortilla zur Hälfte mit dem Aufstrich und belegen Sie sie mit Obst. Klappen Sie sie zusammen (Halbmond).

2. • **Braten:** Geben Sie etwas Butter oder Öl in die Pfanne. Braten sie die Quesadilla von beiden Seiten goldbraun, bis sie außen kross und innen warm ist.

3. • **Teilen:** In Ecken schneiden wie eine Pizza.

HERMANN BROS.™ TIPP

Lassen Sie die Quesadilla nach dem Braten eine Minute ruhen. Die heiße Füllung wird sonst beim Reinbeißen zur Verbrennungsgefahr!

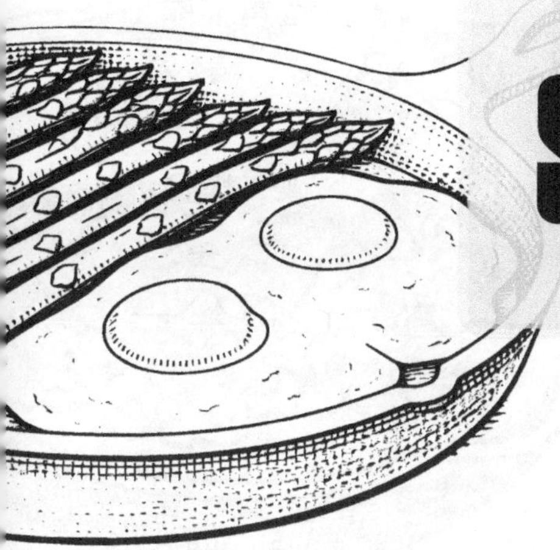

GRÜNER SPARGEL & EI

FRÜHLINGSGEFÜHLE

AUF EINEN BLICK

- **Zeit:** 10 Min.
- **Utensilien:** 1 Schüssel / Glas
- **Basis Zutaten:** Grüner Spargel, Eier, Salz, Pfeffer

WÄHLEN SIE IHREN WEG

TRADITIONELL	VEGETARISCH	VEGAN
(Schinken)	*(cremig)*	*(Räuchertofu)*
Schinkenmantel	***Parmesan - Spargel***	***Mandelmilch & Ahorn***
• Rohschinken • Spiegelei	• Gehobelter Parmesan • Spiegelei	• Räuchertofu-Würfel • Balsamico - Glace

ZUBEREITUNG:

1. • **Vorbereitung:** Vorbereitung: Spargel waschen und die holzigen Enden abbrechen.
2. • **Braten:** Spargel in der Pfanne mit etwas Öl anbraten, bis er bissfest ist und braune Stellen bekommt.
3. • **Ei:** Schneiden Sie den Spargel an die Seite. Schlagen Sie die Eier direk daneben in die Pfanne.
4. • **Servieren:** Parmesan oder kross gebratenen Schinken darübergeben.

HERMANN BROS.™ TIPP

Grüner Spargel muss nicht geschält werden – einfach das untere Drittel abbrechen, wo er von selbst bricht.

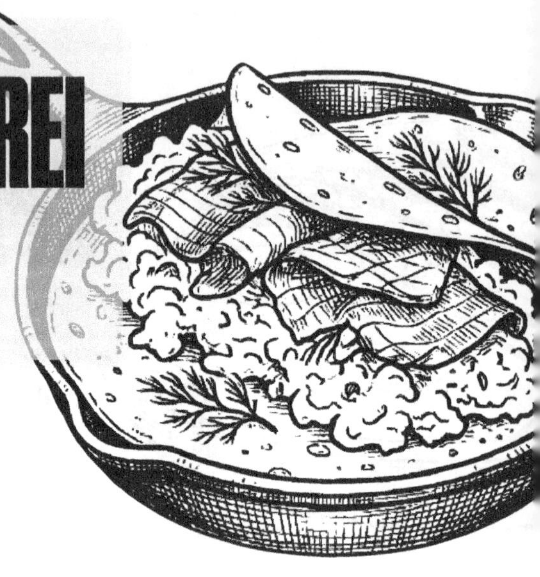

LACHS-RÜHREI WRAP

LUXUS ZUM MITNEHMEN

AUF EINEN BLICK

- **Zeit:** 8 Min.
- **Utensilien:** 1 Pfanne
- **Basis Zutaten:** Räucherlachs (oder Stremellachs), 3 Eier, 2 Wraps

WÄHLEN SIE IHREN WEG

TRADITIONELL	VEGETARISCH	VEGAN
(Lachs)	*(Frischkäse)*	*(Karottenlachs)*
Lachs - Ei	***Frischkäse - Ei***	***Karotten & Lax***
• Räucherlachs • Rührei • Dill	• Rührei • Dicker Klecks Frischkäse • Gurke	• Marinierte Karottenstreifen (Rauchsalz/Algen) • Tofu Scramble

ZUBEREITUNG:

1. • **Ei:** Bereiten Sie ein lockeres Rührei (oder Tofu Scramble) in der Pfanne zu. Nicht zu trocken werden lassen!
2. • **Bestreichen:** Bestreichen Sie den Wrap dünn mit Frischkäse oder Senf-Dill-Soße.
3. • **Belegen:** Verteilen Sie das warme Ei und den Lachs darauf.
4. • **Rollen:** Fest zusammenrollen. Sofort essen oder in der Folie für später einpacken.

HERMANN BROS.™ TIPP

Braten Sie Räucherlachs niemals mit an - er wird extrem salzig. Legen Sie ihn immer erst am Ende kalt auf das warme Ei.

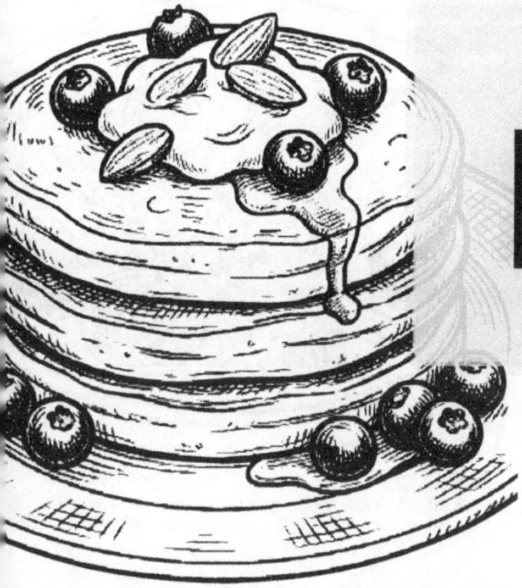

JOGHURT PANCAKES

EXTRA FLUFFIG & SAFTIG

AUF EINEN BLICK

- **Zeit:** 15 Min.
- **Utensilien:** 1 Pfanne
- **Basis Zutaten:** 1 Becher Joghurt, 1 Becher Mehl, 1 TL Natron / Backpulver, 1 Ei

WÄHLEN SIE IHREN WEG

TRADITIONELL	VEGETARISCH	VEGAN
(Honig)	*(Blaubeer)*	*(Soja)*
Honig - Butter	***Blaubeer - Teig***	***Soja - Joghurt***
• Grieschischer Joghurt • Honig zum Servieren	• Frische Beeren direkt in den Teig	• Sojajoghurt • 1 EL Öl (statt Ei) • Ahornsirup

ZUBEREITUNG:

1. • **Teig:** Vermengen Sie alle Zutaten nur kurz zu einem dickflüssigen Teig. Klümpchen sind okay (zu viel Rühren mach sie zäh!).
2. • **Backen:** Erhitzen Sie Öl in der Pfanne. Geben Sie Teigkleckse hinein.
3. • **Hitze:** Backen Sie bei mittlerer bis kleiner Hitze. Da der Teig dicker ist, braucht er länger, um innen durch zu werden, ohne außen zu verbrennen.
4. • **Wenden:** Wenn die Oberfläche Blasen wirft, wenden.

HERMANN BROS.™ TIPP

Nutzen Sie das Joghurt-Becher-Maß: 1 Becher Joghurt auf 1 Becher Mehl. So brauchen Sie keine Waage unterwegs.

ONE-POT PASTA "KLASSIK"

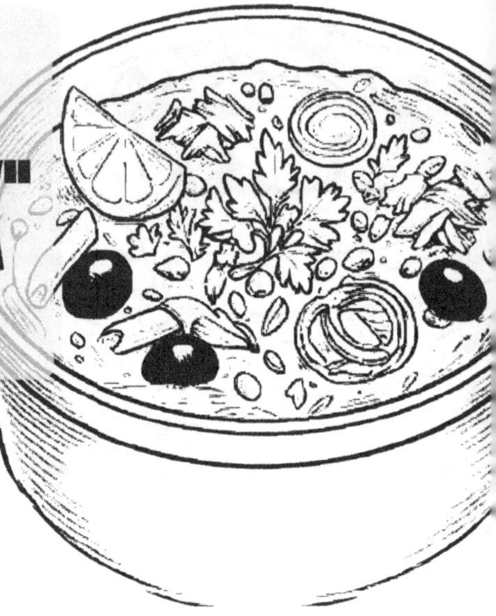

DAS WUNDER DER STÄRKE

AUF EINEN BLICK

- **Zeit:** 15 Min.
- **Utensilien:** 1 großer Topf
- **Basis Zutaten:** 250g Nudeln (Penne/Fusilli), 600ml Wasser (oder Brühe), 1 Zwiebel, Salz

WÄHLEN SIE IHREN WEG

TRADITIONELL	VEGETARISCH	VEGAN
(Thunfisch)	*(Käse)*	*(Tomate)*
Tuna-Kapern	***Mac & Cheese Style***	***Arrabiata (scharf)***
• 1 Dose Thunfisch • 1 EL Kapern • 2 EL Creme de Fraiche (am Ende)	• 150g Cheddar / Gouda (gerieben) • 100ml Sahne • Muskatnuss	• 1 Dose stückige Tomten • Handvoll Oliven

ZUBEREITUNG:

1. • <u>**Alles rein:**</u> Geben Sie die trockenen Nudeln, die gewürfelte Zwiebel und das Wasser (bzw. die Tomaten bei Vegan) zusammen in den Topf.
2. • <u>**Kochen:**</u> Bringen Sie alles zum Kochen. Wichtig: Rühren Sie häufig um, damit nichts am Boden klebt!
3. • <u>**Simmern:**</u> Lassen Sie es ca. 10-12 Minuten köcheln, bis das Wasser fast komplett von den Nudeln aufgesogen ist.
4. • <u>**Finish:**</u> Topf vom Feuer nehmen.
   - *Traditionell:* Thunfisch und Creme Fraiche unterrühren.
   - *Veggie:* Sahne und Käse einrühren, bis er schmilzt.
   - *Vegan:* Oliven und einen Schuss gutes Olivenöl dazu.

HERMANN BROS.™ TIPP

Brechen Sie Spaghetti in der Mitte durch, wenn Sie keinen großen Topf haben. So passen sie perfekt in den Campingtopf und garen gleichmässiger.

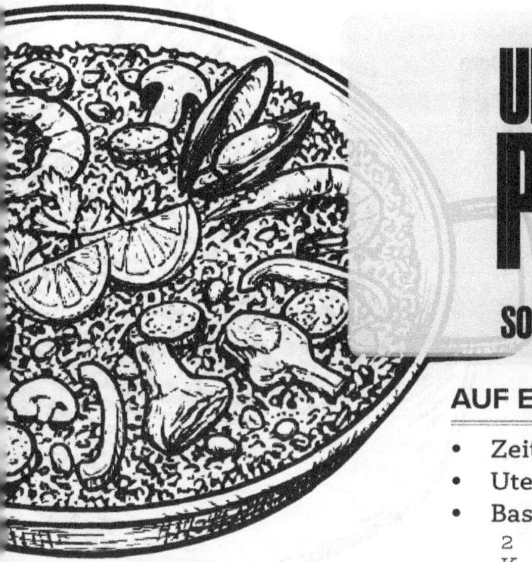

UNTERWEGS PAELLA

SONNE AUS DEM TELLER

AUF EINEN BLICK

- **Zeit:** 20 Min.
- **Utensilien:** 1 Pfanne
- **Basis Zutaten:** 1 Tasse Reis, 2 Tassen Brühe, Safran oder Kurkuma (für Farbe), Erbsen

WÄHLEN SIE IHREN WEG

TRADITIONELL *(Spanisch)*	**VEGETARISCH** *(Pilze)*	**VEGAN** *(Bunt)*
Huhn & Chorizo	***Pilz-Risotto Art***	***Paprika & Artischocke***
• 200g Hähnchenfleisch	• 200g Pilze (frisch/Glas)	• 1 rote Paprika
• 50g Chorizo/Salami	• Parmesan (am Ende)	• Artischockenherzen (Glas)
• Zitronenspalten	• Butter	• Petersilie

ZUBEREITUNG:

1. • <u>**Anbraten:**</u> *Traditionell:* Fleisch und Wurst scharf anbraten.
   • *Veggie/Vegan:* Gemüse/Pilze in Öl anbraten.
2. • <u>**Reis:**</u> Geben Sie den Reis dazu und dünsten Sie ihn glasig an. Geben Sie Kurkuma/Safran dazu.
3. • <u>**Auffüllen:**</u> Gießen Sie die Brühe an. Geben Sie die Erbsen dazu.
4. • <u>**Garen:**</u> Nicht mehr rühren! Lassen Sie die Pfanne bei mittlerer Hitze köcheln, bis der Reis die Flüssigkeit aufgenommen hat und gar ist. (ca. 15-18 Min).
5. • <u>**Kruste:**</u> Wer es mag, erhöht die Hitze am Ende kurz für eine knusprige Kruste am Boden (Socarrat).

HERMANN BROS.™ TIPP

Decken Sie die Pfanne die letzten 5 Minuten mit Alufolie ab und nehmen Sie sie vom Feuer. Der Reis zieht durch und wird perfekt fluffig.

DAS LAGERFEUER CHILI

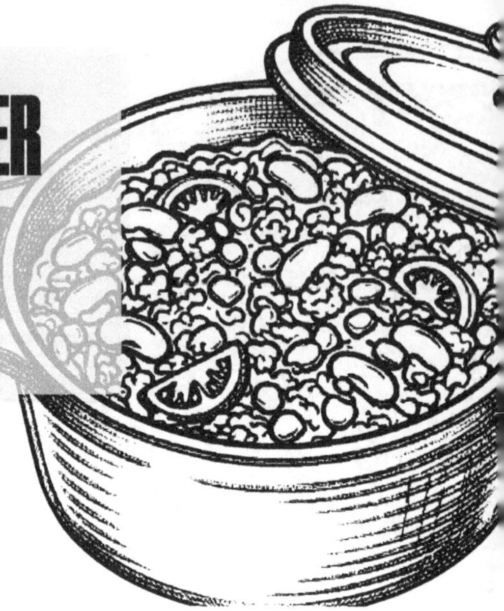

EIN TOPF FÜR DIE EWIGKEIT

AUF EINEN BLICK

- **Zeit:** 25 Min.
- **Utensilien:** 1 Topf
- **Basis Zutaten:** 1 Dose Kidneybohnen, Mais, gehackte Tomaten, Zwiebel, Chilipulver

WÄHLEN SIE IHREN WEG

TRADITIONELL	VEGETARISCH	VEGAN
(Con Carne)	*(Sin Carne)*	*(Süßkartoffel)*
Rinderhack	***Soja-Hack & Käse***	***Süßkartoffel & Linsen***
• 250g Rinderhackfleisch • Rinderbrühe • Creme Fraiche	• 1 Tasse Sojagranulat (eingeweicht) • Reibekäse Topping	• 1 Süßkartoffel (gewürfelt) • 1/2 Tasse rote Linsen • Koriander

ZUBEREITUNG:

1. • **Basis:** Zwiebeln in Öl glasig dünsten.
   • *Traditionell:* Hackfleisch krümelig braten.
   • *Vegan:* Süßkartoffelwürfel kurz mitdünsten.
2. • **Vereinen:** Alle Dosen (Bohnen, Mais, Tomaten) samt Flüssigkleit (außer beim Mais, den abgießen) in den Topf geben.
3. • **Würzen:** Seien Sie mutig mit Cumin (Kreuzkümmel) und Chili.
4. • **Köcheln:** Deckel drauf und 15-20 Minuten sanft blubbern lassen.
   • *Vegan:* Warten, bis die Süßkartoffeln/Linsen weich sind.

HERMANN BROS.™ TIPP

Dieses Chili wärmt, sättigt und schmeckt aufgewärmt am nächsten Tag noch besser.

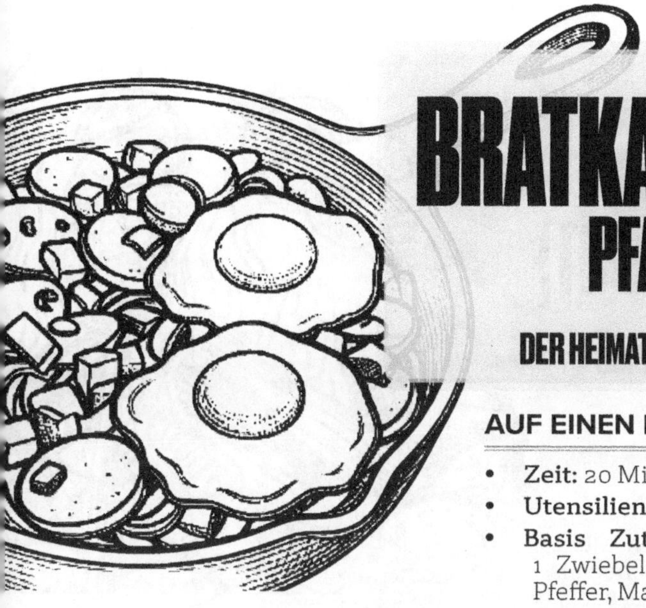

BRATKARTOFFEL PFANNE

DER HEIMAT - GESCHMACK

AUF EINEN BLICK

- **Zeit:** 20 Min.
- **Utensilien:** 1 Pfanne
- **Basis Zutaten:** 4-5 Kartoffeln, 1 Zwiebel, Öl/Butterschmalz, Salz, Pfeffer, Majoran

WÄHLEN SIE IHREN WEG

TRADITIONELL	**VEGETARISCH**	**VEGAN**
(Deftig)	*(würzig)*	*(rauchig)*
Speck & Spiegelei	***Feta & Rosmarin***	***Räuchertofu & Zwiebel***
• 75g Speckwürfel • 2 Eier (am Ende drüber)	• 100g Feta (zerbröselt) • Frischer Rosmarin	• 100g Räuchertofu (gewürfelt) • Frühlingszwiebeln

ZUBEREITUNG:

1. • **Schneiden:** Schneiden Sie die rohen Kartoffeln in sehr dünne Scheiben (so garen sie schneller in der Pfanne ohne Vorkochen).
2. • **Braten:** Erhitzen Sie reichlich Öl in der Pfanne. Geben Sie die Kartoffeln hinein. Wichtig: Deckel drauf für die ersten 10 Min. (Dämpfen), dann Deckel ab für die letzten 10 Min. (Rösten).
3. • **Zutaten:** Geben Sie Speck/Tofu/Zwiebeln erst in den letzten 5 Minuten dazu, damit sie nicht verbrennen.
4. • **Finish:** *Traditionell:* Schlagen Sie die Eier über die Kartoffeln. *Veggie:* Streuen Sie Feta und Rosmarin darüber.

HERMANN BROS.™ TIPP

Wenden Sie die Kartoffeln nicht zu oft! Geben Sie ihnen Zeit, eine Kruste zu bilden. Geduld wird mit Knusprigkeit belohnt.

BROT AM STOCK (STOCKBROT)

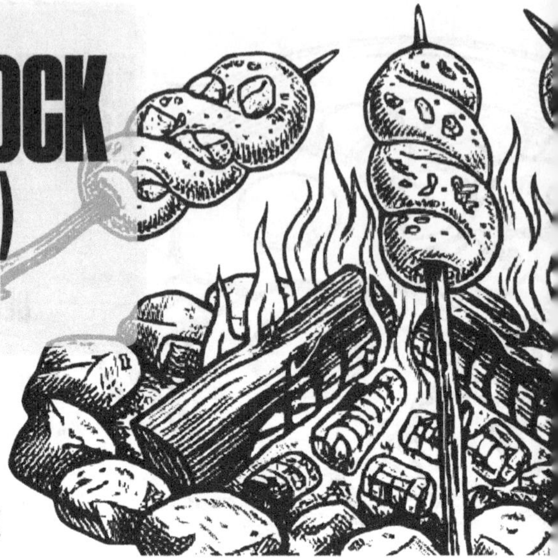

DAS UR-ERLEBNIS

AUF EINEN BLICK

- **Zeit:** 10 Min.
- **Utensilien:** Lagerfeuer Glut
- **Basis Zutaten:** 2 Tassen Mehl, 1TL Backpulver (einfacher als Hefe), Öl, Prise Salz, Wasser

WÄHLEN SIE IHREN WEG

TRADITIONELL	VEGETARISCH	VEGAN
(Schinken)	*(Kräuter)*	*(Süß)*
Schinken-Käse	***Kräuter Stock***	***Süßkartoffel & Linsen***
• Brot - Teig	• Brot - Teig	• Brot - Teig
• Schinken	• Knoblauchpulver	• Zimt
• Käse	• Oregano	• Zucker

ZUBEREITUNG:

1. • **Basis:** Mischen Sie Mehl, Backpulver und Salz. Geben Sie Öl und schluckweise Wasser hinzu.
2. • **Kneten:** Kneten Sie Öl und schluckweise Wasser hinzu.
3. • **Anwendung:** Suchen Sie einen frischen (nicht vertrockneten!) Ast. Entfernen Sie die Rinde and er Spitze. Wickeln Sie den Teig spiralformig darum. Halten Sie es über die Glut (nicht in die offene Flamme!), bis es braun ist und hohl klingt, wenn man draufklopft.
   - *Trad./Veggie:* Eine Scheibe Schinken und Käse fest andrücken und eine zweite Schicht Teig darüber wickeln.
   - *Vegan:* Das fertige Brot in einer Zimt-Zucker Mischung wälzen.

HERMANN BROS.™ TIPP

Wählen Sie Äste ohne Rinde. Reiben Sie Hände und Stock leicht mit Öl ein, damit der Teig perfekt haftet und nicht an den Fingern klebt.

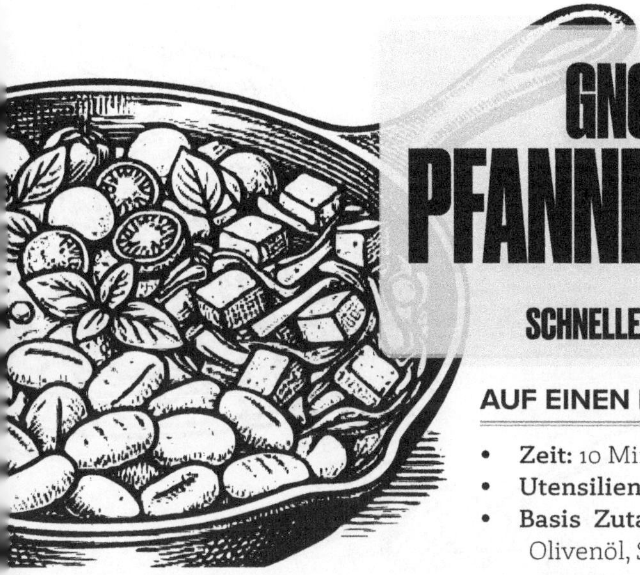

GNOCCHI PFANNE "ITALIA"

SCHNELLER ALS NUDELN

AUF EINEN BLICK

- **Zeit:** 10 Min.
- **Utensilien:** 1 Pfanne
- **Basis Zutaten:** 1 Packung Gnocci, Olivenöl, Salz, Pfeffer

WÄHLEN SIE IHREN WEG

TRADITIONELL	VEGETARISCH	VEGAN
(cremig)	*(würzig)*	*(rauchig)*
Schinken & Sahne	***Tomate & Mozzarella***	***Räuchertofu & Zwiebel***
• Kochschinken (gewürfelt)	• Kirschtomaten	• 100g Räuchertofu (gewürfelt)
• 100ml Sahne	• Mozzarella-Kugeln	• Frühlingszwiebeln
• Erbsen (optional)	• Basilikum	

ZUBEREITUNG:

1. • **Anbraten:** Geben Sie die Gnocchi direkt aus der Packung in die heiße Pfanne mit etwas Öl. Braten Sie sie ca. 5-6 Minuten, bis sie goldbraun und knusprig sind.

2. • **Zutaten:** *Traditionell:* Schinken kurz mitbraten, dann mit Sahne ablöschen und eindicken lassen.
   • *Veggie:* Tomate halbieren, zu den Gnocchi geben. Mozarella darüber zupfen und schmelzen lassen.
   • *Vegan:* Pesto und Spinat unterrühren, bis der Spinat zusammenfällt.

HERMANN BROS.™ TIPP

Vakuumierte Gnocchi müssen nicht gekühlt weden und sind ungeöffnet lange haltbar - ein Top-Proviant für längere Reisen.

GOLDENES KOKOS-CURRY

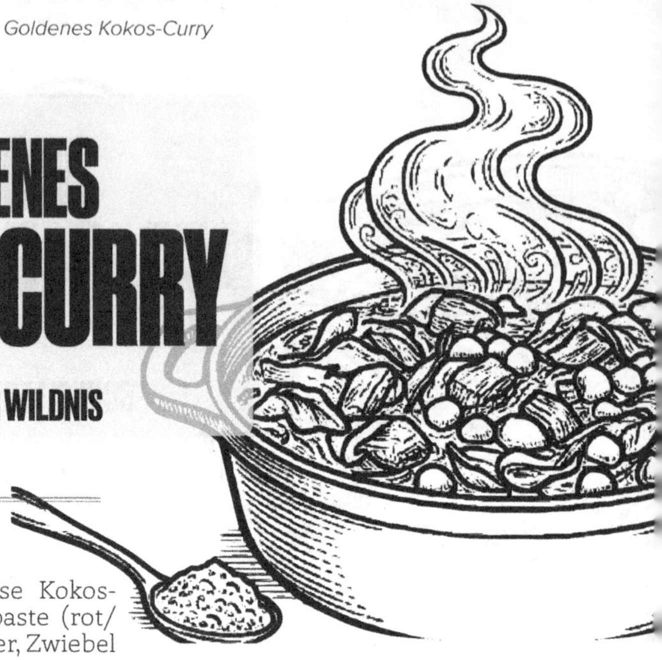

EXOTIK IN DER WILDNIS

AUF EINEN BLICK

- **Zeit:** 20 Min.
- **Utensilien:** 1 Topf
- **Basis Zutaten:** 1 Dose Kokosmilch, 1-2 EL Currypaste (rot/gelb) oder Currypulver, Zwiebel

WÄHLEN SIE IHREN WEG

TRADITIONELL
(Huhn)
Hähnchen-Curry

- 200g Hähnchenbrust
- Sojasoße (salzig)

VEGETARISCH
(Paneer)
Halloumi-Curry

- 1 Packung Halloumi oder Paneer (Käse)
- Paprikaschoten

VEGAN
(Kichererbse)
Kichererbsen & Spinat

- 1 Dose Kichererbsen
- Frischer Spinat
- Limette

ZUBEREITUNG:

1. • **Aroma:** Braten Sie Zwiebeln und die Currypaste kurz im Topf an, bis es duftet.
2. • **Protein:** *Trad./Veggie:* Fleisch oder Halloumi-Würfel kurz mit anbraten.
3. • **Flüssigkeit:** Mit der Kokosmilch ablöschen.
   • *Vegan:* Jetzt die Kichererbsen dazugeben.
4. • **Köcheln:** Ca. 10 Minuten sanft köcheln lassen, bis das Fleisch gar ist oder das Gemüse bissfest.
5. • **Grün:** In der letzten Minute den Spinat unterheben (bei Vegan).

HERMANN BROS.™ TIPP

Kein frisches Gemüse? Ein Curry schmeckt auch hervorragend mit getrocknetem Gemüse, das in der Kokosmilch rehydriert wird

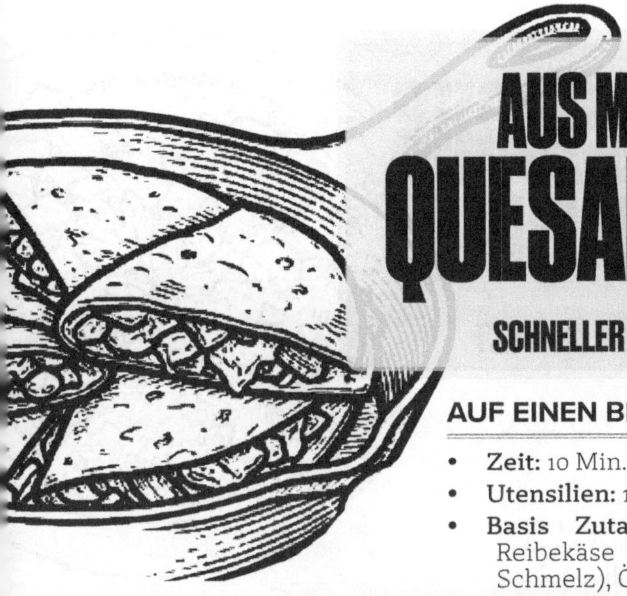

AUS MEXIKO QUESADILLAS

SCHNELLER ALS NUDELN

AUF EINEN BLICK

- **Zeit:** 10 Min.
- **Utensilien:** 1 Pfanne
- **Basis Zutaten:** Tortilla-Wraps, Reibekäse (oder veganer Schmelz), Öl

WÄHLEN SIE IHREN WEG

TRADITIONELL	VEGETARISCH	VEGAN
(Huhn)	*(Mais)*	*(Bohnenmus)*
Chicken & Cheese	***Mais, Bohnen & Käse***	***Bohnen & Avocado***
• Gekochtes Huhn (Reste)	• Mais & Kidneybohnen	• Bohnenmus (Dose)
• Cheddar Käse	• Gouda Käse	• Avocado-Scheiben
• BBQ - Soße	• Frühlingszwiebeln	• Jalapeños

ZUBEREITUNG:

1. • **Belegen:** Legen Sie einen Wrap vor sich hin. Bestreuen Sie eine Hälfte mit Käse und Ihrer Füllung. Klappen Sie den Wrap zusammen (Halbmond).
2. • **Braten:** Geben Sie wenig Öl in die Pfanne. Legen Sie den gefalteten Wrap hinein.
3. • **Wenden:** Braten Sie jede Seite ca. 2-3 Minuten bei mittlerer Hitze, bis der Wrap braun und knusprig ist und der Käse innen geschmolzen ist.
4. • **Teilen:** In Ecken schneiden und teilen.

HERMANN BROS.™ TIPP

Das ist das perfekte Gericht, um Reste vom Mittagessen (Fleisch, Bohnen, Gemüse) am Abend lecker zu verwerten.

BLITZ-COUSCOUS (WARM ODER KALT)

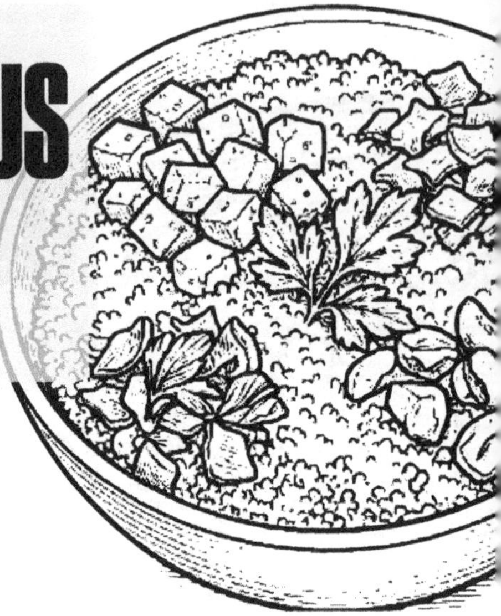

WENN DER GASKOCHER LEER IST

AUF EINEN BLICK

- **Zeit:** 5-10 Min.
- **Utensilien:** 1 Schüssel
- **Basis Zutaten:** 1 Tasse Couscous, 1 Tasse kochendes Wasser, 1 TL Brühe, Olivenöl

WÄHLEN SIE IHREN WEG

TRADITIONELL
(Merguez)
Wurst & Paprika

- gebratene Wurstscheiben
- Paprikawürfel (roh)

VEGETARISCH
(Feta)
Feta & Minze

- Feta - Würfel
- Frische Minze
- Gurke

VEGAN
(Oriental)
Kichererbsen & Nüsse

- Kichererbsen (Dose)
- Rosinen/Aprikosen
- Mandeln

ZUBEREITUNG:

1. • **Vorbereitung:** Geben sie Couscous, Brühpulver und einen Schuss Öl in eine Schüssel.
2. • **Quellen:** Übergießen Sie alles mit dem kochenden Wasser. Decken Sie die Schüssel mit einem Teller ab. Warten Sie 5-7 Minuten.
3. • **Auflockern:** Lockern Sie den Couscous mit einer Gabel auf.
4. • **Mischen:** Heben Sie Ihre gewählten Zutaten unter.
   - *Traditionell:* Braten Sie die Wurst vorher seperat an.
   - *Veggie/Vegan:* Alles roh untermischen für einen lauwarmen Salat.

HERMANN BROS.™ TIPP

Couscous ist perfekt für das Mittagessen am nächsten Tag. Er schmeckt kalt durchgezogen fast noch besser.

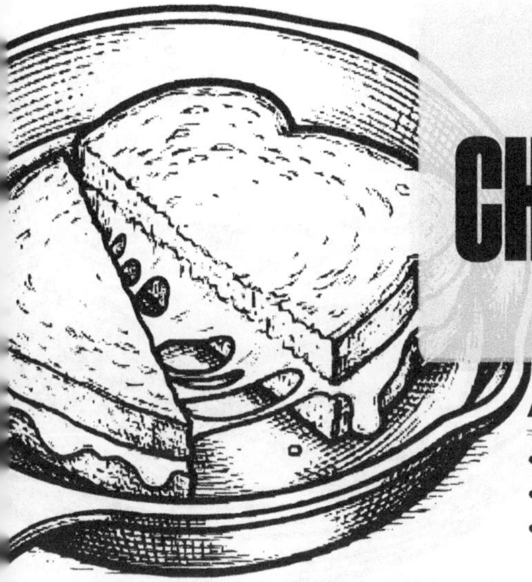

GRILLED CHEESE DELUXE

MEHR ALS NUR KÄSEBROT

AUF EINEN BLICK

- **Zeit:** 8 Min.
- **Utensilien:** 1 Pfanne
- **Basis Zutaten:** 2 dicke Scheiben Brot, viel Käse (der gut schmilzt), Butter.

WÄHLEN SIE IHREN WEG

TRADITIONELL	VEGETARISCH	VEGAN
(Schinken)	*(Zwiebel)*	*(Schmelz)*
Croque Monsieur Art	***Cheese & Onion***	***Vegan Melt***
• Kochschinken • Gruyere Käse	• Cheddar • Rote Zwiebelringe • Tomate	• Veganer Scheibenkäse • Senf • Essiggurke

ZUBEREITUNG:

1. • **Bau:** Käse und Füllung zwischen die Brote legen.
2. • **Der Trick:** Bestreichen Sie die Außenseiten des Brotes mit Butter (oder Mayonnaise - Geheimtipp für Knusprigkeit!).
3. • **Braten:** In die mäßig heiße Pfanne legen.
4. • **Druck:** Beschweren Sie das Brot mit einem Deckel oder Topf.
5. • **Wenden:** Langsam braten, damit die Hitze nach inne zieht, bevor das Brot verbrennt.

HERMANN BROS.™ TIPP

Mayonnaise auf der Außenseite bräunt besser und gleichmäßiger als Butter und verbrennt nicht so schnell.

DER PFANNEN BURGER

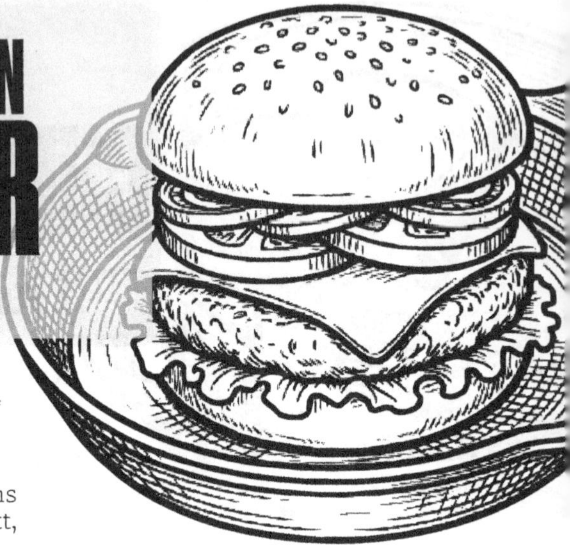

FAST FOOD, ABER GUT

AUF EINEN BLICK

- **Zeit:** 15 Min.
- **Utensilien:** 1 Pfanne
- **Basis Zutaten:** Burger - Buns (oder Toast), Salatblatt, Tomate, Soße

WÄHLEN SIE IHREN WEG

TRADITIONELL
(Rind)
Cheeseburger
- Rinderhack Patty
- Scheibenkäse
- Bacon

VEGETARISCH
(Halloumi)
Halloumi-Burger
- Halloumi (große Scheibe)
- Grillgemüse
- Honig - Senf

VEGAN
(Portobello)
Riesenpilz-Burger
- 2 großer Portobello - Pilze
- Avocado
- Röstzwiebeln

ZUBEREITUNG:

1. • Buns: Die Schnittflächen der Brötchen kurz in der trockenen Pfanne anrösten. Beisetelegen.

2. • Patty: *Traditionell:* Rindfleisch formen, salzen, scharf anbraten (ca. 3-4 min pro Seite). Käse im letzten Moment drauflegen.
   - *Veggie:* Halloumi goldbraun braten (quietscht er, ist er gut).
   - *Vegan:* Pilze im Ganzen mit Öl und Balsamico anbraten, bis sie weich sind.

3. • Bau: Brötchen, Soße, Salat, Tomate, Deckel. Genießen.

HERMANN BROS.™ TIPP

Keine Brötchen? Servieren Sie das Patty einfach in ein großes Salatblatt gewickelt ("Low Carb Burger").

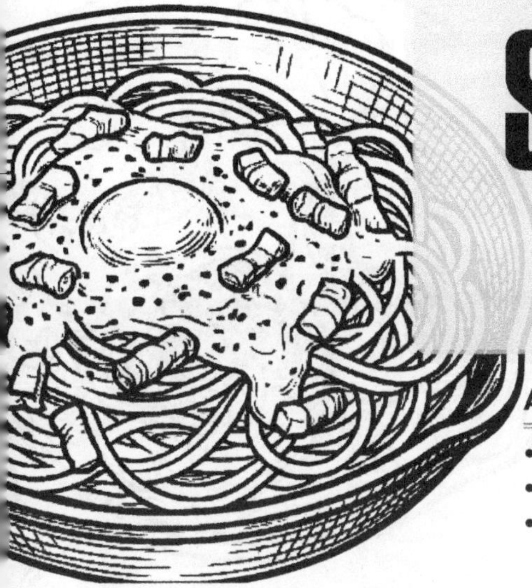

SPAGHETTI CARBONARA

DER ENERGIE KLASSIKER

AUF EINEN BLICK

- **Zeit:** 15 Min.
- **Utensilien:** 1 Topf, 1 Pfanne
- **Basis Zutaten:** Spaghetti, Öl, viel schwarzer Pfeffer

WÄHLEN SIE IHREN WEG

TRADITIONELL	VEGETARISCH	VEGAN
(Original)	*(Zucchini)*	*(Avocado)*
Speck & Parmesan	***Räucherkäse***	***Avocado - Creme***
• 100g Speckwürfel • 2 Eier + Parmesan (verquirlt)	• Zucchiniwürfel (scharf angebraten) • 2 Eier + Räucherkäse	• 1 weiche Avocado • Hefeflocken • Räuchertofu - Würfel

ZUBEREITUNG:

1. • **Nudeln:** Spaghetti im Topf kochen. (Tipp: Nudelwasser auffangen).
2. • **Crunch:** *Trad./Veggie:* Speck oder Tofuwürfel in der Pfanne knusprig braten.
   • *Veggie:* Zucchiniwürfel anrösten.
3. • **Die Soße (Der Trick):** Trad./Veggie: Nudeln heiß in den Topf (nicht auf Feuer!). Ei-Käse-Mischung und einen Schluck Nudelwasser darüber geben. Wild rühren! Die Restwärme gart das Ei zur Creme (nicht stocken lassen!).
   • Vegan: Avocado mit Nudelwasser und Hefeflocken zu Creme zerdrücken und unter die Nudeln mischen.
4. • **Vereinen:** Speck/Gemüse unterheben und mit viel Pfeffer servieren.

HERMANN BROS.™ TIPP

Hartkäse wie Parmesan hält sich am Stück auch ohne Kühlung mehrere Tage. Reiben Sie ihn frisch.

GEFÜLLTE PAPRIKA

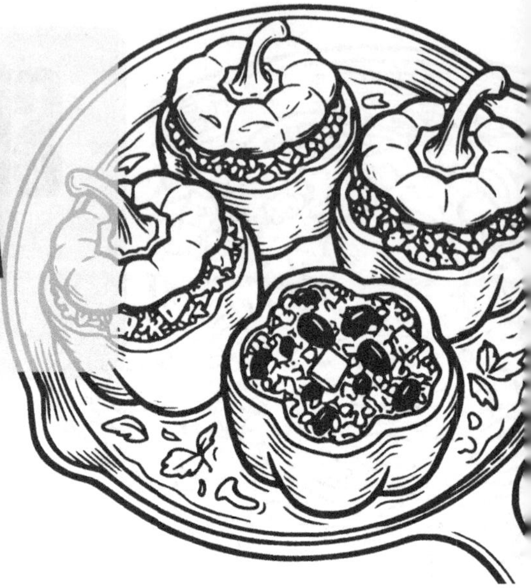

GEMÜSEKÜCHE DELUXE

AUF EINEN BLICK

- **Zeit:** 25 Min.
- **Utensilien:** 1 hoher Topf
- **Basis Zutaten:** 2-3 große Paprika, Tomatensoße (ca. 200ml), Brühe

WÄHLEN SIE IHREN WEG

TRADITIONELL	VEGETARISCH	VEGAN
(Hack)	*(Reis)*	*(Couscous)*
Hackfleisch-Füllung	***Reis & Feta***	***Couscous - Füllung***
• Roher Hackfleisch (gewürzt) • Zwiebeln	• Gekochter Reis (Reste) • Feta - Würfel • Kräuter	• Couscous (gequollen) • Nüsse & Rosinen • Tomatenmark

ZUBEREITUNG:

1. • **Vorbereitung:** Deckel der Paprika abschneiden, entkernen.
2. • **Füllen:** *Traditionell:* Hackfleisch mit Zwiebeln und Gewürzen roh mischen, in die Paprika drücken.
   • *Veggie/Vegan:* Reis/Couscous mit den Zutaten mischen und einfüllen.
3. • **Garen:** Stellen Sie die Paprika aufrecht in den Topf (sie sollte eng stehen). Gießen Sie die Tomatensoße und etwas Brühe um die Paprika herum (ca. 2-3cm hoch).
4. • **Garen:** Deckel drauf. Bei mittlerer Hitze ca. 20 Min. köcheln lassen. Der Dampf gart die Füllung und macht die Paprika weich.

HERMANN BROS.™ TIPP

Wenn die Füllung schon gar ist (Reis/Couscous), dauert es nur noch 10-15 Min. Bei rohem Hackfleisch geben Sie ihm volle 20-25 Min.

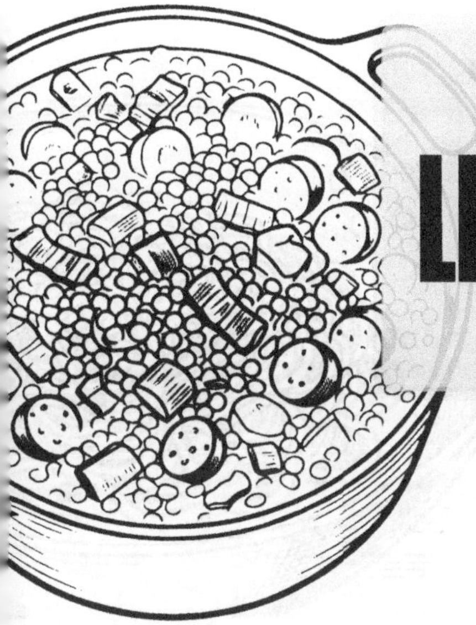

DEFTIGER LINSENEINTOPF

KRAFTFUTTER FÜR KÄLTE

AUF EINEN BLICK

- **Zeit:** 20-25 Min.
- **Utensilien:** 1 Topf
- **Basis Zutaten:** 1 Tasse Rote Linsen, 3 Tassen Wasser/ Brühe, Karotten, Essig

WÄHLEN SIE IHREN WEG

TRADITIONELL *(Wurst)*	VEGETARISCH *(Kartoffel)*	VEGAN *(Rauch)*
Würstchen & Speck	***Kartoffel & Sahne***	***Avocado - Creme***
• 2 Wiener Würstchen	• 2 Kartoffeln (gewürfelt)	• 100g Räuchertofu
• Speckwürfel	• Schuss Sahne	• 1 TL Majoran
		• 1 TL Senf

ZUBEREITUNG:

1. • **Start:** Zwiebeln und (je nach Wahl) Speck oder Tofu im Topf anbraten.
2. • **Substanz:** Karotten und (bei Veggie) Kartoffeln kurz mitdünsten.
3. • **Linsen/Kochen:** Rote Linsen (kochen sehr schnell!) und Brühe dazugeben.
   • Ca. 15 Min. köcheln lassen, bis Linsen zerfallen und alles sämig binden.
4. • **Einlage & Säure:** Würstchen in Scheiben erst zum Schluss heiß werden lassen.
   • Ein Spritzer Essig am Ende ist das Geheimnis eines guten Linseneintopfs.

HERMANN BROS.™ TIPP

Salzen Sie die Linsen immer erst ganz zum Schluss. Salz im Kochwasser kann die Garzeit von Hülsenfrüchten verlängern.

ASIA-PFANNE "QUICK & DIRTY"

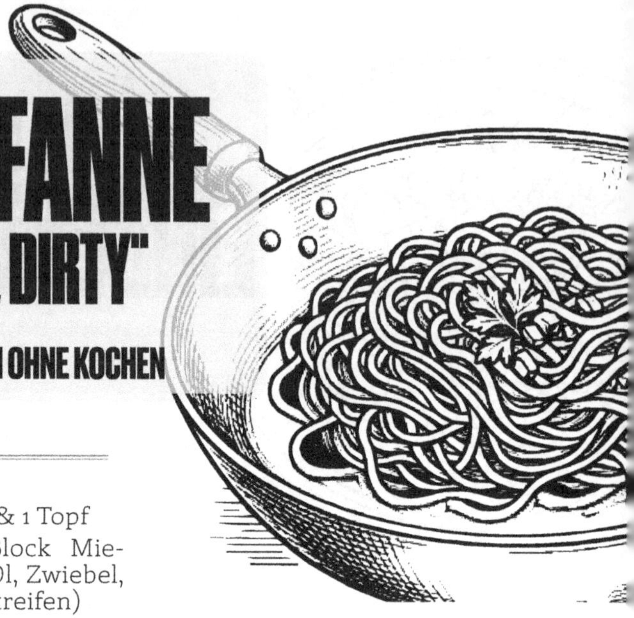

SCHNELLE NUDELN OHNE KOCHEN

AUF EINEN BLICK

- **Zeit:** 10 Min.
- **Utensilien:** 1 Pfanne & 1 Topf
- **Basis Zutaten:** 1 Block Mie-Nudeln, Sojasoße, Öl, Zwiebel, Karotte (in feinen Streifen)

WÄHLEN SIE IHREN WEG

TRADITIONELL
(Huhn)
Chicken Teriyaki Art
- Hähnchenbruststreifen
- Honig (für die Soße)

VEGETARISCH
(Erdnuss)
Erdnuss - Saté
- 1 EL Erdnussbutter
- 1 Ei (verquirlt)
- Limette

VEGAN
(Tofu)
Tofu & Cashew
- Räuchertofu Würfel
- Handvoll Cashewkerne
- Chili

ZUBEREITUNG:

1. • **Nudeln:** Übergießen Sie die Nudeln in einer Schüssel (oder im Topf) mit kochendem Wasser. Lassen Sie sie 5 Min. ziehen, dann Wasser abgießen.
2. • **Protein:** *Trad./Vegan:* Fleisch oder Tofu in der Pfanne scharf anbraten.
   • *Veggie:* Ei in die Pfanne geben und zerrupfen ("Egg Fired Noodles").
3. • **Gemüse:** Geben Sie die Gemüsestreifen dazu. Kurz und heiß braten - es soll knackig bleiben!
4. • **Finish:** Geben Sie die weichen Nudeln in die heiße Pfanne.
   • Soße: Mischen Sie Sojasoße mit Honig/Erdnussbutter/Chili und rühren Sie alles unter.

HERMANN BROS.™ TIPP

Eine Handvoll gesalzene Erdnüsse am Ende drüberstreuen gibt den ultimativen Crunch und extra kalorien.

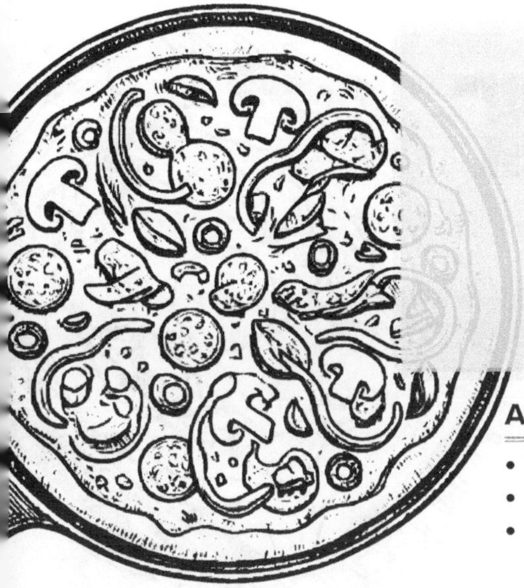

DIE PFANNEN PIZZA

ITALIEN AM LAGERFEUER

AUF EINEN BLICK

- **Zeit:** 20 Min.
- **Utensilien:** 1 Pfanne mit Deckel
- **Basis Zutaten:** Fertiger Pizzateig oder Tortilla-Wrap als Boden, Tomatenmark, Oregano

WÄHLEN SIE IHREN WEG

TRADITIONELL	VEGETARISCH	VEGAN
(Salami)	*(Käse)*	*(Marinara)*
Salami & Mozarella	***Spinat & Gorgonzola***	***Knoblauch & Oliven***
• Salami Scheiben • Mozarella (gerieben)	• Frischer Spinat • Blauschimmel-käse	• Sehr viel Knoblauchöl • Oliven & Kapern

ZUBEREITUNG:

1. • **Boden:** Schneiden Sie den Teig passend für den Pfannenboden zu. (Oder nutzen Sie einen Wrap).
2. • **Blindbacken (Nur bei frischem Teig):** Braten Sie den Teigfladen in der geölten Pfanne von einer Seite an, bis er braun ist. Dann wenden.
3. • **Belegen:** Jetzt schnell arbeiten! Bestreichen Sie die gebackene Seite mit Tomatenmark/Soße. Belegen Sie mit Ihren Zutaten.
4. • **Schmelzen:** Deckel drauf! Hitze auf Minimum reduzieren. Warten Sie ca. 5-8 Minuten, bis der Boden unten knusprig ist und der Belag heiß/geschmolzen ist.

HERMANN BROS.™ TIPP

Geben Sie einen Teelöffel Wasser an den Rand der heißen Pfanne (nicht auf die Pizza!). Sofort den Deckel schliessen. Der Wasserdampf schmilzt den Käse.

DAS "HOBO PACK" (FOLIEN GRILLEN)

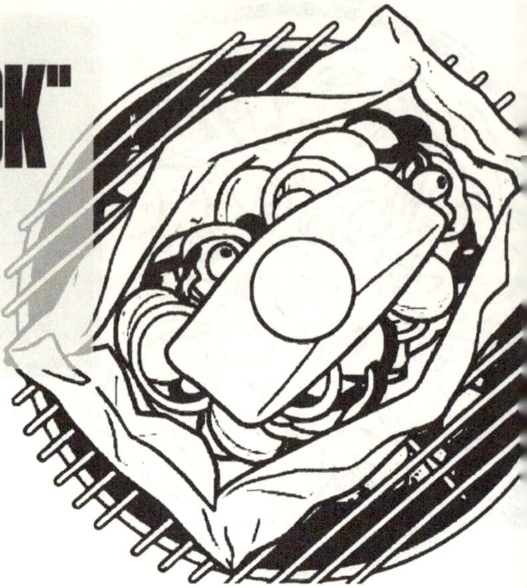

GAREN IN DER GLUT

AUF EINEN BLICK

- **Zeit:** 20-30 Min.
- **Utensilien:** Alufolie (extra stark)
- **Basis Zutaten:** Kartoffelscheiben (dünn), Zwiebelringe, Öl, Kräuter

WÄHLEN SIE IHREN WEG

TRADITIONELL	VEGETARISCH	VEGAN
(Fisch)	*(Feta)*	*(Pilze)*
Forelle & Zitrone	***Feta - Gemüse***	***Pilz - Pfanne***
• Fischfilet (oder ganz) • Butterflocke • Zitrone	• Feta - Käse (am Stück) • Paprika & Zucchini • Oliven	• Große Pilze • Knoblauchöl • Rosmarin

ZUBEREITUNG:

1. • **Bau:** Nehmen Sie ein großes Stück Alufolie (am besten doppelt). Fetten Sie die Mitte ein.
2. • **Schichten:** Legen Sie zuerst Kartoffeln/Gemüse (längste Garzeit) nach unten. Dann den Fisch/Käse/Pilze darauf.
3. • **Würzen:** Salz, Pfeffer, Kräuter und einen guten Schuss Öl oder Butter darübergeben.
4. • **Falten:** Falten Sie die Folie zu einem dichten Paket zusammen. Die Naht muss oben sein, damit kein Saft entläuft.
5. • **Garen:** Legen Sie das Päckchen in die heiße Asche (nicht direkt ins loderende Feuer, sonst verbrennt es) oder auf den Rost. Nach ca. 20 Min. vorsichtig öffnen und prüfen.

HERMANN BROS.™ TIPP

Keine Aulufolie? Nutzen Sie große Blätter (z.B. Kohlblätter) als natürliche Verpackung, wenn Sie erfahren im Outdoor-Kochen sind.

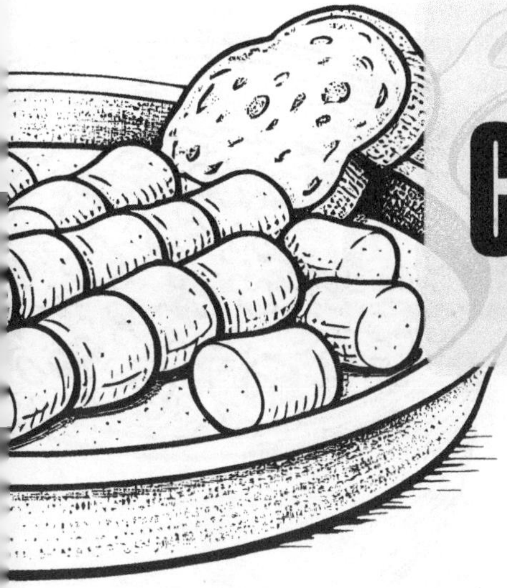

DIE ORIGINAL CURRYWURST

DEUTSCHES KULTGUT UNTERWEGS

AUF EINEN BLICK

- **Zeit:** 10 Min.
- **Utensilien:** 1 Pfanne
- **Basis Zutaten:** 2-3 Bratwürste (vorgebrüht), Ketchup oder Tomatenmark, Currypulver

WÄHLEN SIE IHREN WEG

TRADITIONELL
(Wurst)
Klassische Currywurst

- Bratwurst (Schwein/ Geflügel)
- Prise Zucker

VEGETARISCH
(Veggiewurst)
Tofu - Wurst

- Vegetarische Bratwurst
- Honig

VEGAN
(Rostgemüse)
Curry - Kartoffeln

- Gebratene Kartoffelwürfel
- Agavendicksaft

ZUBEREITUNG:

1. • **Braten:** Braten Sie die Wurst (oder Kartoffeln) rundherum braun und knusprig. Nehmen Sie sie heraus und schneiden Sie sie in Scheiben.
2. • **Die Soße:** Geben Sie Tomatenmark oder Ketchup in die noch heiße Pfanne. Fügen Sie einen Schluck Wasser hinzu, um es flüssiger zu machen.
3. • **Würzen:** Rühren Sie viel Currypulver, eine Prise Zucker und etwas Salz ein. Lassen Sie es kurz aufblubbern.
4. • **Finish:** Geben Sie die Wurstscheiben zurück in die Soße, damit sie heiß werden. Mit extra Currypulver bestreuen. Dazu passt Brot.

HERMANN BROS.™ TIPP

Ein Schuss Cola oder Apfelsaft in der Soße karamelisiert beim Kochen und gibt den typischen "Imbiss-Geschmack".

BLITZ RISOTTO

CREMIG OHNE STÄNDIGES RÜHREN

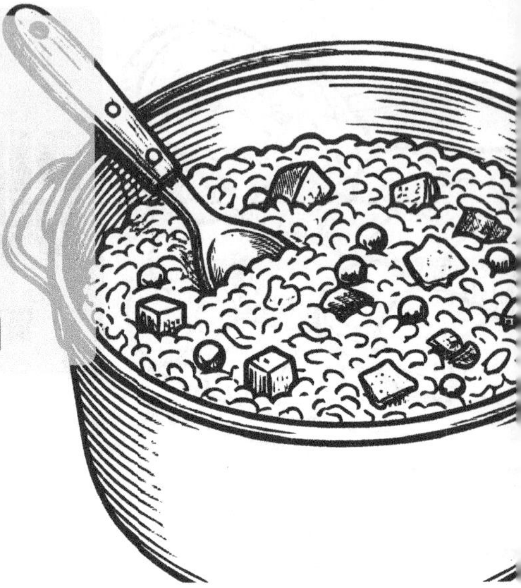

AUF EINEN BLICK

- **Zeit:** 20 Min.
- **Utensilien:** 1 Topf
- **Basis Zutaten:** 1 Tasse Risottoreis (Arboria), 3 Tassen Brühe, Zwiebel, Schuss Wein

WÄHLEN SIE IHREN WEG

TRADITIONELL
(Speck)
Speck & Parmesan
- Speckwürfel
- 50g Parmesan (gerieben)
- Butter

VEGETARISCH
(Erbsen)
Risi e Bisi
- Handvoll Erbsen (TK/Dose)
- Parmesan
- Minze

VEGAN
(Pilze)
Kürbis - Risotto
- Kürbiswürfel (klein)
- Hefeflocken (statt Käse)
- Margarine / Öl

ZUBEREITUNG:

1. • **Andünsten:** Zwiebeln und *(bei Trad./Vegan)* Speck oder Kürbis in Öl andünsten.
2. • **Reis:** Risottoreis dazugeben und kurz mitbraten, bis er glasig ist.
3. • **Ablöschen:** Mit Wein oder einem Schluck Brühe ablöschen.
4. • **Köcheln:** Geben Sie nach und nach die heiße Brühe dazu. Immer wieder rühren (das löst die Stärke).
5. • **Mantecare (Das Finish):** Wenn der Reis weich ist, Topf vom Feuer nehmen. Butter/Öl und Käse/Hefeflocken kräftig unterrühren, bis es schlotzig ist.

HERMANN BROS.™ TIPP

Kein Risottoreis? Milchreis funktioniert zur Not auch, wird aber etwas weicher (matschiger).

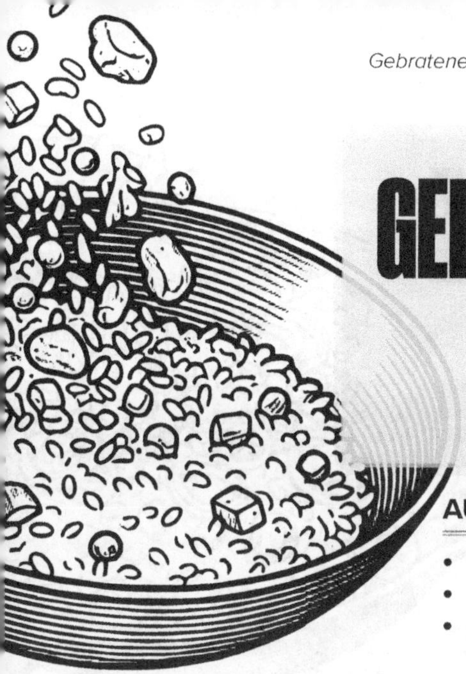

GEBRATENER REIS (FRIED RICE)

ASIATISCHE RESTEKÜCHE

AUF EINEN BLICK

- **Zeit:** 10 Min.
- **Utensilien:** 1 Pfanne
- **Basis Zutaten:** Gekochter, (kalter) Reis, Sojasoße, Öl, Zwiebeln

WÄHLEN SIE IHREN WEG

TRADITIONELL	**VEGETARISCH**	**VEGAN**
(Huhn)	*(Omelett)*	*(Gemüse)*
Nasi Goreng Style	***Egg Fried Rice***	***Veggie Rice***
• Hähnchenreste • 1 Ei (drübergeschlagen) • Krabbenchips	• 2 Eier (verquirlt) • Erbsen & Mais • Sesamöl	• Klein gewürfeltes Gemüse (Möhre/ Lauch) • Tofu Stücke & Chili

ZUBEREITUNG:

1. • **Protein:** Braten Sie Fleisch, Tofu oder das Rührei (Veggie) zuerst an und nehmen Sie es aus der Pfanne.
2. • **Reis:** Geben Sie ordentlich Öl in die heiße Pfanne. Geben Sie den kalten Reis hinein. Wichtig: Lassen Sie ihn braten, nicht nur warm werden! Er soll knistern.
3. • **Würzen:** Geben Sie Gemüse dazu. Löschen Sie mit Sojasoße ab.
4. • **Mix:** Mischen Sie das vorbereitete Protein wieder unter. Alles gut durchschwenken.

HERMANN BROS.™ TIPP

Wenn Sie frischen Reis kochen müssen: Kochen Sie ihn, breiten Sie ihn auf einem Teller aus und lassen ihn vor dem Braten 10 Min. ausdampfen.

KÄSESPÄTZLE PFANNE

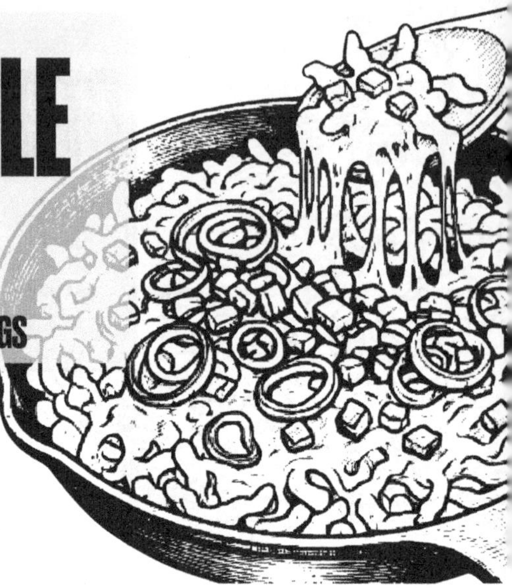

ALPEN-POWER FÜR UNTERWEGS

AUF EINEN BLICK

- **Zeit:** 15 Min.
- **Utensilien:** 1 Topf + 1 Pfanne
- **Basis Zutaten:** 250g Spätzle, (trocken), 150g kräftiger Käse 2 Zwiebeln

WÄHLEN SIE IHREN WEG

TRADITIONELL	VEGETARISCH	VEGAN
(Speck)	*(Original)*	*(Pasta-Art)*
Speck & Parmesan	***Klassische Käsespätzle***	***Zwiebel - Nudeln***
• 100g Speckwürfel • Sahne	• Viel Butter • Schnittlauch	• Vegane Nudeln (Spätzle haben oft Ei) • Räuchertofu • Hefeschmelz

ZUBEREITUNG:

1. • **Zwiebeln:** Schneiden Sie Zwiebeln in Ringe. Braten Sie diese in
   • Butter/Öl langsam dunkelbraun (Röstzwiebeln). Nehmen Sie sie heraus.
2. • **Nudeln:** One-Pot: Spätzl:e mit wenig Wasser im Topf kochen, bis Wasser fast weg ist.
   • Oder: Spätzle kochen, abgießen.
3. • **Schmelzen:** Geben Sie die Spätzle in die Pfanne (wo die Zwiebeln waren). Geben Sie den geriebenen Käse und einen Schluck Kochwasser / Sahne dazu.
4. • **Rühren:** Rühren Sie, bis der Käse Fäden zieht.
5. • **Topping:** Röstzwiebeln oben drauf.

HERMANN BROS.™ TIPP

Für die vegane Version nutzen Sie Fusilli-Nudeln und braten diese mit Räuchertofu und Zwiebeln an - schmeckt deftig wie das Original.

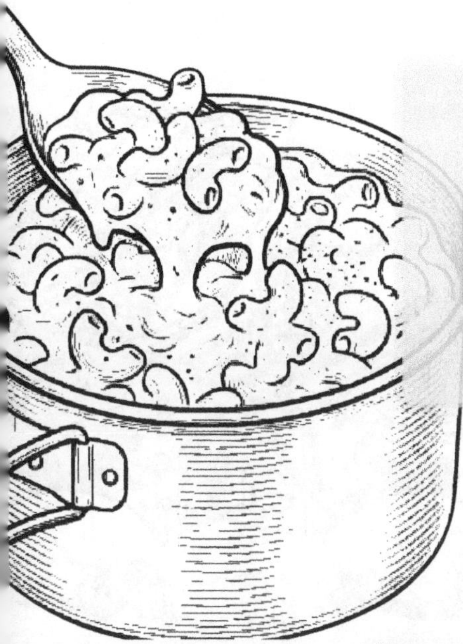

KOMFORT MAC & CHEESE

ULTIMATIV KOMFORTABEL

AUF EINEN BLICK

- **Zeit:** 12 Min.
- **Utensilien:** 1 Topf
- **Basis Zutaten:** 250g Hörnchennudeln, 500ml Milch/Wasser-Mix, 200g kräftiger Käse

WÄHLEN SIE IHREN WEG

TRADITIONELL
(Bacon)
Bacon - Crunch

- 50g Speckwürfel
- Prise Paprika

VEGETARISCH
(Röstzwiebel)
Classic Cheese

- Röstzwiebeln
- Schnittlauch

VEGAN
(Cashew)
Cheesy Cashew

- 2 EL Cashewmus
- Hefeflocken
- Kurkuma

ZUBEREITUNG:

1. • **Kochen:** Nudeln mit der Milch-Wasser Mischung und einer Prise Salz in den Topf geben.

2 • **Köcheln:** Aufkochen, ständig rühren und köcheln lassen bis die Flüssigkeit fast weg und die Nudeln weich sind (ca. 8–10 Min.). Nicht abgießen!

3. • **Schmelzen:** *Trad./Veggie:* Topf vom Feuer. Käse hineingeben und rühren, bis er gescmolzen ist. Speck (vorher gebraten) untermischen.
   • Vegan: Cashewmus, Hefeflocken und Kurkuma einrühren, bis es cremig und gelb ist.

4. • **Topping:** Mit Röstzwiebeln oder Pfeffer bestreuen.

HERMANN BROS.™ TIPP

Ein Teelöffel Senf in der Käsesoße hebt den Geschmack enorm und sorgt für eine schöne Farbe.

LAGERFEUER TACOS

FIESTA IN DER WILDNIS

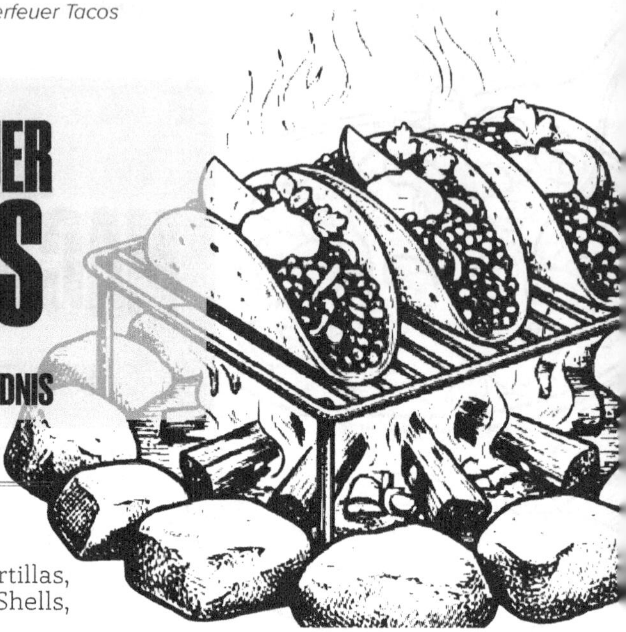

AUF EINEN BLICK

- **Zeit:** 15 Min.
- **Utensilien:** 1 Pfanne
- **Basis Zutaten:** kleine Tortillas, (Soft Tacos) oder Taco-Shells, Limette, Koriander

WÄHLEN SIE IHREN WEG

TRADITIONELL	VEGETARISCH	VEGAN
(Rind)	*(Walnuss)*	*(Linsen)*
Beef Tacos	***Walnuss "Hack"***	***Linsen - Tacos***
• 250g Rinderhack	• 1 Tasse gehackte Walnüsse	• 1 Dose Linsen (abgetropft)
• Taco - Gewürz	• Pilze (klein gehackt)	• Tomatenmark
• Creme Fraiche	• Sojasoße	• Avocado

ZUBEREITUNG:

1. • **Füllung:** *Traditionell:* Hackfleisch krümelig braten, würzen.
   • *Veggie:* Walnüsse und Pilze scharf anbraten, mit Sojasoße ablöschen (schmeckt fleischig!).
   • *Vegan:* Linsen mit Zwiebeln und Tomatenmark anbraten, bis es eine feste Masse ist.
2. • **Wärmen:** Die Tortillas kurz in der trockenen Pfanne (oder auf einem Stein am Feuer) erwärmen.
3. • **Bau:** Füllung auf dem Taco, Limettensaft drüber, Koriander drauf. Aus der hand essen.

HERMANN BROS.™ TIPP

Walnüsse als Hackfleisch-Ersatz klingen seltsam, sind aber durch den Biss und das Röstaroma verblüffend ähnlich und extrem nahrhaft.

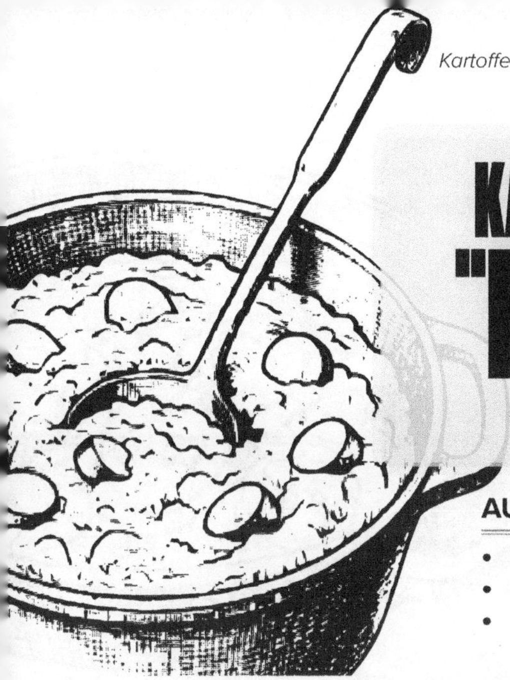

KARTOFFELSUPPE "RUSTIKAL"

DER WÄRMESPENDER

AUF EINEN BLICK

- **Zeit:** 20 Min.
- **Utensilien:** 1 Topf
- **Basis Zutaten:** 4 Kartoffeln (mehlig), 1 Bund Suppengrün (oder getrocknet), Brühe, Majoran

WÄHLEN SIE IHREN WEG

TRADITIONELL
(Wiener)
Würstchen - Suppe

- 2 Wiener Würstchen
- Speckwürfel

VEGETARISCH
(Sahne)
Creme - Suppe

- 100ml Sahne
- Petersilie

VEGAN
(Röstbrot)
Majoran - Topf

- Geröstete Brotwürfel
- Viel Majoran
- Räuchersalz

ZUBEREITUNG:

1. • **Kochen:** Kartoffeln und Suppengrün klein würfeln. In Brühe weichkochen (ca. 15 Min).

2. • **Stampfen:** Mit einer Gabel oder dem Topfboden im Topf grob stampfen, damit die Suppe sämig wird.

3. • **Einlage:** *Traditionell:* Würstchenscheiben heiß werden lassen.
   • *Veggie:* Sahne unterrühren.
   • *Vegan:* Croutons in Öl in der Pfanne rösten und oben drauf geben.

4. • **Würzen:** Majoran ist das wichtigste Gewürz hier!

HERMANN BROS.™ TIPP

KeineZeitzumSchlälen? NutzenSieInstant-Kartoffelpüree-PulveralsBasis und geben Sie nur frisches Gemüse und Wurst dazu. Fertig in 5 Minuten.

TORTELLINI PANNA

GEFÜLLTE TEIGTASCHEN

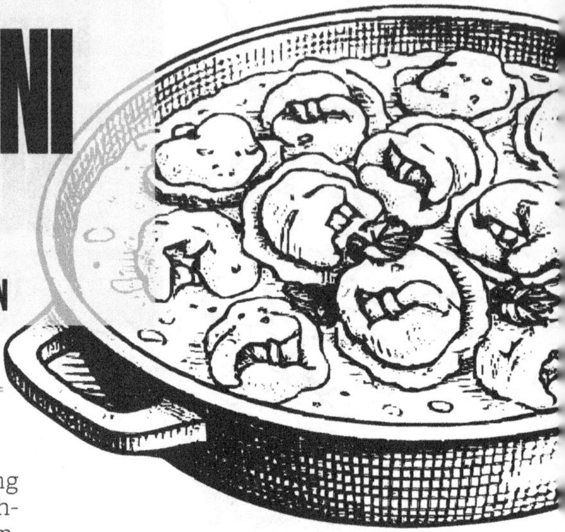

AUF EINEN BLICK

- **Zeit:** 10 Min.
- **Utensilien:** 1 Pfanne
- **Basis Zutaten:** 1 Packung Tortellini (Käse oder Fleischfüllung), Schinken oder Erbsen.

WÄHLEN SIE IHREN WEG

TRADITIONELL *(Schinken)*	VEGETARISCH *(Erdnuss)*	VEGAN *(Tomate)*
Schinken - Sahne	***Salbei - Butter***	***Gemüse - Füllung***
• Kochschinken	• Viel Butter	• Vegane Tortellini
• Sahne (haltbar)	• Frischer Salbei	• Tomatensoße
• Parmesan	• Nüsse	• Hefeflocken

ZUBEREITUNG:

1. • <u>Garen:</u> Tortellini in der Pfanne mit etwas Wasser und Salz gar dünsten (Deckel drauf). Wasser verdampfen lassen.

2. • <u>Soße:</u> *Traditionell:* Schinken dazu, kurz anbraten, Sahne angießen und eindicken.
   • *Veggie:* Butter in die Pfanne, Salbeiblätter darin knusprig braten, Tortellini darin schwenken.
   • *Vegan:* Tomatensoße angießen und erhitzen.

HERMANN BROS.™ TIPP

Frische Tortellini aus dem Kühlregal halten sich auch 1-2 Tage ungekühlt, wenn sie vakuumiert sind und es nicht zu heiß ist.

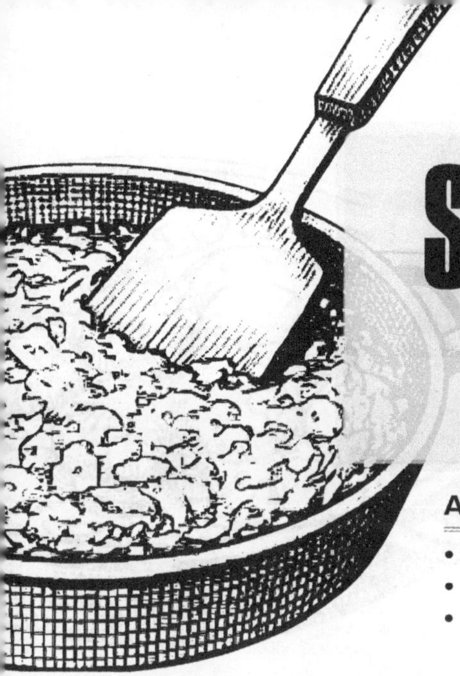

SCHWEIZER RÖSTI

KARTOFFELGLÜCK

AUF EINEN BLICK

- **Zeit:** 25 Min.
- **Utensilien:** 1 Pfanne
- **Basis Zutaten:** Festkochende Kartoffeln (roh / Pellkartoffeln vom Vortag), Salz, Butter/Öl

WÄHLEN SIE IHREN WEG

TRADITIONELL	VEGETARISCH	VEGAN
(Speck)	*(Käse)*	*(Zwiebel)*
Berner Rösti	***Käse - Rösti***	***Zwiebel - Rösti***
• Speckwürfel • 1 Ei (Spiegelei oben drauf)	• Bergkäse (gerieben) • Überbacken	• 2 Zwiebeln (in Ringen) • Apfelmus dazu

ZUBEREITUNG:

1. • **Raspeln:** Kartoffeln grob raspeln (oder sehr fein schneiden). Mit Salz mischen.
2. • **Braten:** Viel Fett in der Pfanne erhitzen. Kartoffelmasse hineingeben und zu einem Fladen drücken.
3. • **Geduld:** Bei mittlerer Hitze 10-12 Min. braten, bis der Boden dunkelgold ist. Nicht rühren!
4. • **Wenden:** Einen Teller auf die Pfanne legen, Pfanne stürzen, Rösti vom Teller zurück in die Pfanne gleiten lassen.
5. • **Finish:** Zweite Seite anbraten.
   • *Veggie:* Käse oben drauf geben und schmelzen lassen.

HERMANN BROS.™ TIPP

Der Wende-Trick mit dem Teller ist essenziell. Versuchen Sie nicht, den Rösti mit dem Pfannenwender zu drehen - er zerbricht.

CAMPING BOUILLABAISSE

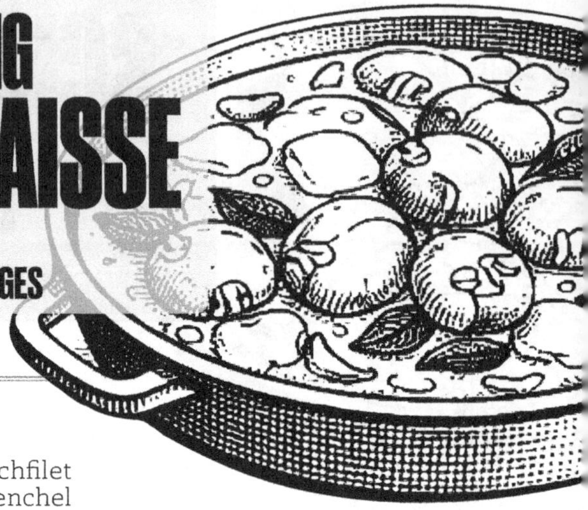

DER FANG DES TAGES

AUF EINEN BLICK

- **Zeit:** 20 Min.
- **Utensilien:** 1 Topf
- **Basis Zutaten:** Fischfilet (Weißfisch),Kartoffeln,Fenchel oder Zwiebel, Tomate

WÄHLEN SIE IHREN WEG

TRADITIONELL
(Fisch)
Fischtopf

- 300g Fischfilet
- Weißwein
- Knoblauchbrot

VEGETARISCH
(Algen)
Nicht möglich

- Dieses Rezept lebt vom Fisch

VEGAN
(Meer)
Tofu "Fisch"

- Räuchertofu
- Nori - Algenblätter (für Meergeschmack)
- Sojasahne

ZUBEREITUNG:

1. • **Basis:** Zwiebeln und Kartoffelwürfel in Öl andünsten.
2. • **Sud:** Mit Wasser (und Wein) aufgießen. Tomatenstücke dazu. 10 Min. kochen, bis Kartoffeln weich sind.
3. • **Fisch:** Fisch in grobe Stücke schneiden, oben auf die Suppe legen. Deckel drauf.
4. • **Ziehen:** Hitze aus! Den Fisch im heißen Sud 5 Min. gar ziehen lassen (nicht kochen, sonst zerfällt er).
5. • **Servieren:** Mit Knoblauchbrot.

HERMANN BROS.™ TIPP

Nori-Blätter (für Sushi) wiegen nichts und geben jedem veganen Gericht sofort einen authentischen "Meeres-Geschmack".

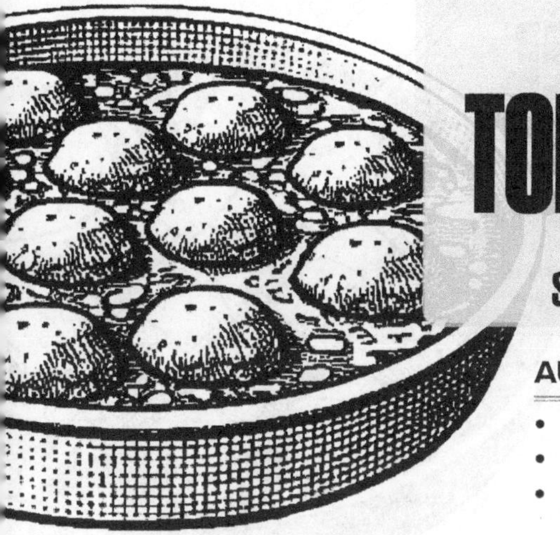

MEATBALLS IN TOMATENSOSSE

SOULFOOD AUS EINER PFANNE

AUF EINEN BLICK

- **Zeit:** 20 Min.
- **Utensilien:** 1 Pfanne
- **Basis Zutaten:** Hackfleisch (oder Alternative), Dosentomaten, Zwiebel, Oregano

WÄHLEN SIE IHREN WEG

TRADITIONELL	VEGETARISCH	VEGAN
(Rind)	*(Käse)*	*(Bohnen)*
Polpette	***Ricotta - Bällchen***	***Bohnen - Balls***
• 300g Rinderhack	• Ricotta & Mehl & Ei	• Kidneybohnen (zerdrückt)
• Parmesan	• In Soße pochiert	• Haferflocken
• Semmelbrösel		• Tomatenmark

ZUBEREITUNG:

1. • **Formen:** Zutaten verkneten und kleine Bällchen formen.
2. • **Braten:** In Öl rundherum braun braten.
3. • **Soße:** Dosentomaten direkt über die Bällchen gießen. Würzen.
4. • **Köcheln:** 10 Min. sanft köcheln lassen, bis die Bällchen durch sind.
5. • **Beilage:** Brot oder Reis.

HERMANN BROS.™ TIPP

Die Bohnen-Bällchen (Vegan) brauchen viel Bindung (Haferflocken), sonst zerfallen sie in der Soße. Vorsichtig wenden!

SATAY-SPIESSE MIT ERDNUSSSOSSE

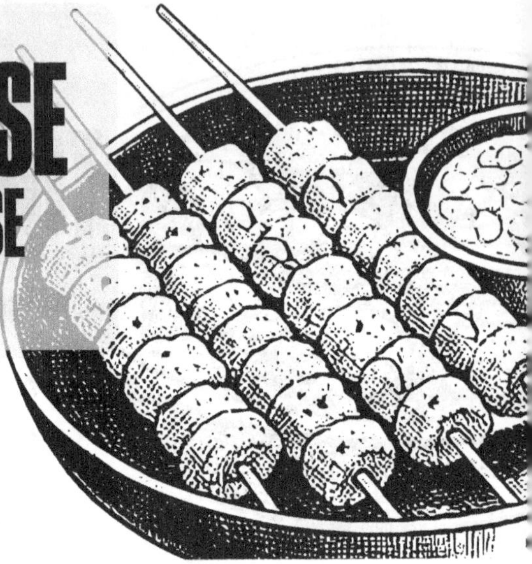

ASIEN AM STOCK

AUF EINEN BLICK

- **Zeit:** 15 Min.
- **Utensilien:** 1 Pfanne
- **Basis Zutaten:** Protein nach Wahl, Erdnussbutter, Sojasoße, Wasser

WÄHLEN SIE IHREN WEG

TRADITIONELL	VEGETARISCH	VEGAN
(Huhn)	*(Halloumi)*	*(Tofu)*
Chicken Satay	***Cheese Satay***	***Tofu Satay***
• Hähnchenbrust	• Halloumi Würfel	• Fester Tofu
• Holzspieße	• Holzspieße	• Holzspieße

ZUBEREITUNG:

1. • **Spießen:** Fleisch/Käse/Tofu auf Spieße stecken.
2. • **Braten:** In der Pfanne rundherum goldbraun braten. Herausnehmen.
3. • **Soße:** In dieselbe Pfanne 2-3 EL Erdnussbutter, einen Schuss Sojasoße, und etwas Wasser geben. Rühren, bis es eine cremige Soße ist (evt. Chilli dazu).
4. • **Servieren:** Spieße in die Soße dippen.

HERMANN BROS.™ TIPP

Wässern Sie die Holzspieße vorher kurz, damit sie in der Pfanne oder auf dem Grill nicht verbrennen.

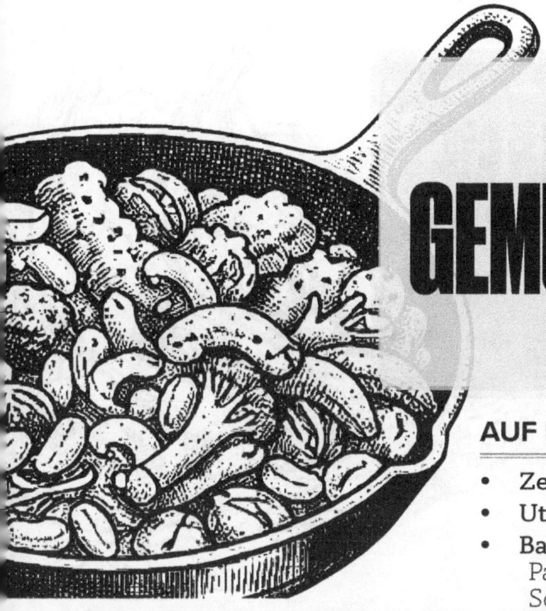

CASHEW GEMÜSE PFANNE

KNACKIG & GESUND

AUF EINEN BLICK

- **Zeit:** 12 Min.
- **Utensilien:** 1 Pfanne
- **Basis Zutaten:** Broccoli, Paprika, Karotte, Cashewkerne, Sojasoße

WÄHLEN SIE IHREN WEG

TRADITIONELL	VEGETARISCH	VEGAN
(Rind)	*(Honig)*	*(Ingwer)*
Beef & Cashew	***Honig - Nuss***	***Ingwer - Sesam***
• Rinderstreifen	• Viel Honig	• Viel frischer Ingwer
• Austernsoße	• Sesam	• Knoblauch

ZUBEREITUNG:

1. • **Rösten:** Cashewkerne trocken anrösten, herausnehmen.
2. • **Protein:** Fleisch (Trad.) scharf anbraten, herausnehmen.
3. • **Gemüse:** Gemüse in die heiße Pfanne. Nur 3-4 Min. braten - es muss knackig bleiben!
4. • **Soße:** Sojasoße und Gewürze (Honig/Ingwer) dazu.
5. • **Mix:** Nüsse und Fleisch wieder dazu. Alles schwenken.

HERMANN BROS.™ TIPP

Schneiden Sie das Gemüse in gleich große Stücke, damit alles gleichzeitig gar ist. Karotten am dünnsten schneiden!

SCHOKO-BANANE VOM FEUER

DER LAGERFEUER-KLASSIKER

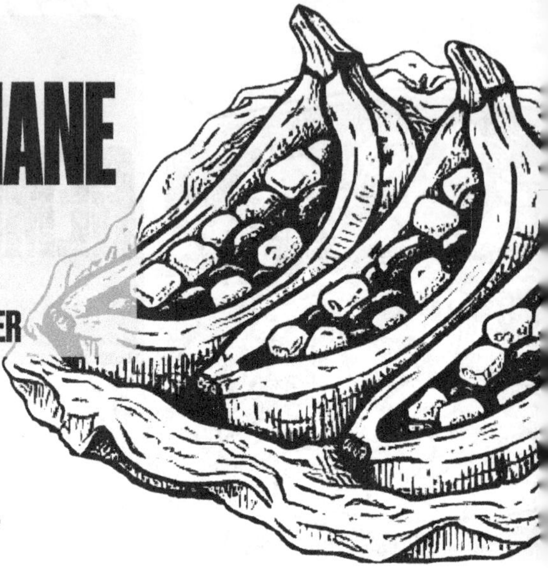

AUF EINEN BLICK

- **Zeit:** 10 Min.
- **Utensilien:** Alufolie / Pfanne
- **Basis Zutaten:** 1 Banane pro Person, Schokolade.

WÄHLEN SIE IHREN WEG

TRADITIONELL
(Klassik)
Milchschoko
- Alpenmilsch-schokolade
- Mini-Marshmallows

VEGETARISCH
(Crunch)
Honig & Keks
- Butterkekse (zerbröselt)
- Honig

VEGAN
(Nussig)
Zartbitter & Mandel
- Dunkle Schokolade
- Mandelmus
- Kokoschips

ZUBEREITUNG:

1. • **Schnitt:** Schneiden Sie die Banane der Länge nach ein (an der gekrümmten Innenseite), aber nicht komplett durch. Die Schale bleibt dran!
2. • **Füllen:** Drücken Sie die Schokoladenstücke (und Marshmallows/Nüsse) tief in den Schlitz.
3. • **Garen:** *Feuer:* Banane in Alufolie wickeln und 10 Min. an die Glut legen.
   • *Pfanne:* Bananen in die Pfanne legen, Deckel drauf, kleine Hitze, bis die Schokolade schmilzt.
4. • **Löffeln:** Vorsichtig öffnen und direkt aus der Schale löffeln.

HERMANN BROS.™ TIPP

Je dunkler die Schale der Banane nach dem Grillen ist, desto süßer und weicher ist das Fruchtfleisch innen.

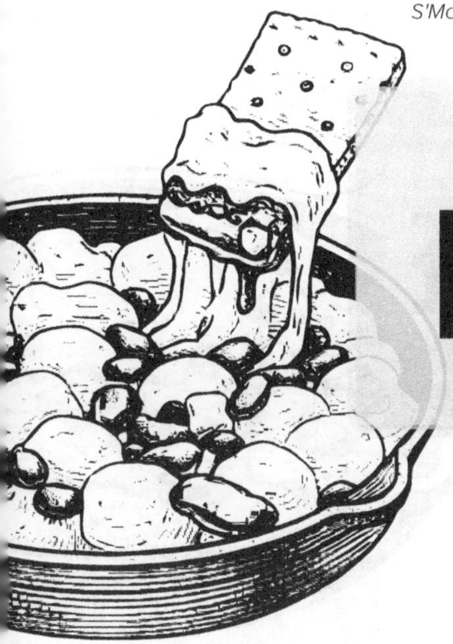

S'MORES DIP PFANNE

KLEBENDE FINGER GARANTIERT

AUF EINEN BLICK

- **Zeit:** 8 Min.
- **Utensilien:** 1 kleine Pfanne
- **Basis Zutaten:** Schokolade, Marshmallows, Kekse zum Dippen

WÄHLEN SIE IHREN WEG

TRADITIONELL	VEGETARISCH	VEGAN
(Original)	*(fruchtig)*	*(Dunkel)*
Classic S'mores	***Erdbeer - Dip***	***Choco - Nut***
• Milchschokolade • Weiße Marshmallows	• Weiße Schokolade • Frische Erdbeeren (zum Dippen)	• Zartbitter-schokolade • Vegane Marshmallows • Salzbrezeln

ZUBEREITUNG:

1. • **Basis:** Brechen Sie die Schokolade in Stücke und bedecken Sie damit den Boden der Pfanne.
2. • **Topping:** Setzen Sie die Marshmallows aneinander oben auf die Schokolade.
3. • **Schmelzen:** Stellen Sie die Pfanne bei sehr niederiger Hitze auf den Kocher. Deckel drauf! Warten Sie ca 5 Min., bis die Schokolade flüssig und die Marshmallows weich sind.
4. • **Dippen:** Pfanne in die Mitte stellen. mit Keksen oder Obst die Masse herauslöffeln.

HERMANN BROS.™ TIPP

Vorsicht mit der Hitze! Schokolade verbrennt am Boden schnell und wird bitter. Lieber kurz vom Feuer nehmen und Restwärme nutzen.

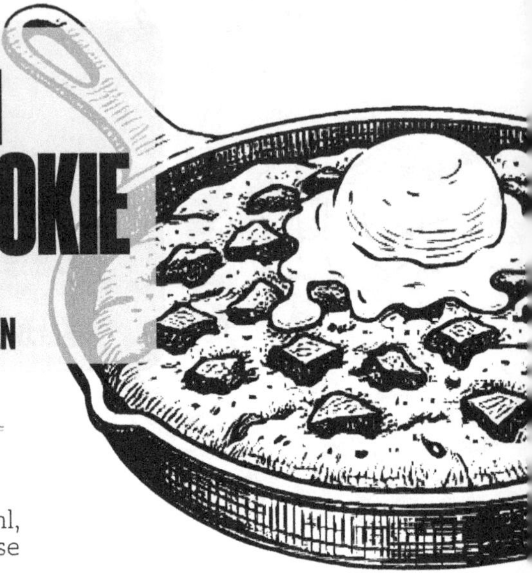

DER RIESEN PFANNEN-COOKIE

KUCHEN OHNE BACKOFEN

AUF EINEN BLICK

- **Zeit:** 15 Min.
- **Utensilien:** 1 Pfanne + Deckel
- **Basis Zutaten:** 1 Tasse Mehl, 1/2 Tasse Zucker, 1/2 Tasse Butter/Öl, 1/2TL Backpilver

WÄHLEN SIE IHREN WEG

TRADITIONELL	**VEGETARISCH**	**VEGAN**
(Butter)	*(Nuss)*	*(Öl)*
Chocolate Chip	***Macadamia White***	***Double Choc***
• Butter • 1 Ei • Schokodrops	• Butter • 1 Ei • Weiße Schoko & Nüsse	• Kokosöl • Apfelmus (Ei Ersatz) • Kakaopulver

ZUBEREITUNG:

1. • **Teig:** Vermischen Sie weiche Butter/Öl mit Zucker. Rühren Sie Ei/ Apfelmus unter. Dann Mehl und Backpulver dazu. Schokostücke unterheben.

2. • **Formen:** Drücken Sie den zähen Teig gleichmäßig in den Boden der (kalten) gefetteten Pfanne.

3. • **Backen:** Deckel drauf. Bei kleinster Flamme ca. 10-12 Min. backen. Der Rand wird fest, die Mitte darf noch weich ("gooey") sein.

4. • **Abkühlen:** Wichtig! Lassen Sie ihn 5 Min. in der Pfanne ruhen, damit er fest wird.

HERMANN BROS.™ TIPP

Wenn Sie den Cookie stürzen wollen, muss er komplett kalt sein. Warm schmeckt er aber am besten - direkt mit dem Löffel.

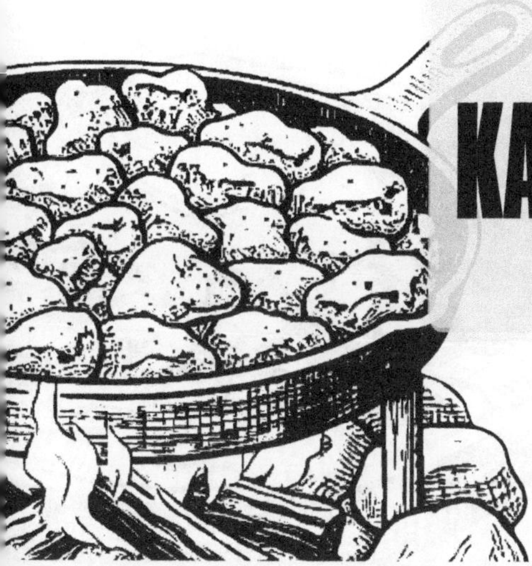

CAMPING KAISERSCHMARN

HÜTTENZAUBER

AUF EINEN BLICK

- **Zeit:** 15 Min.
- **Utensilien:** 1 Pfanne
- **Basis Zutaten:** 1 Tasse Mehl, 1 Tasse Milch, 2 Eier, Zucker, Butter

WÄHLEN SIE IHREN WEG

TRADITIONELL	VEGETARISCH	VEGAN
(Rosine)	*(Apfel)*	*(Ingwer)*
Klassisch mit Rosinen	***Apfel - Zimt***	***Grieß - Schmarn***
• Rosinen (in Rum/Saft) • Puderzucker	• Kleine Apfelstücke • Mandelsplitter	• Weizengrieß (statt Mehl) • Hafermilch • Apfelmus dazu

ZUBEREITUNG:

1. • **Teig:** Mehl, Milch, Eier, Zucker und eine Prise Salz zu einem glatten Teig rühren. (Vegan: Mehl/Grieß, Pflanzendrink, Backpulver).
2. • **Anbacken:** Butter in der Pfanne erhitzen. Teig hineingießen. Rosinen/Äpfel darauf verteilen. Bei mittlerer Hitze stocken lassen (ca. 4-5 Min).
3. • **Wenden:** Den dicken Pfannkuchen vierteln und wenden.
4. • **Zupfen:** Mit zwei Gabeln den Teig in mundgerechte Stücke zerreißen.
5. • **Karamelisieren:** Zucker drüberstreuen und die Stücke darin schwenken, bis sie glänzen.

HERMANN BROS.™ TIPP

Kein Puderzucker dabei? Normalen Zucker über die heißen Stücke streuen - er schmilzt und karamellisiert herrlich.

FRUCHT CRUMBLE (PFANNE)

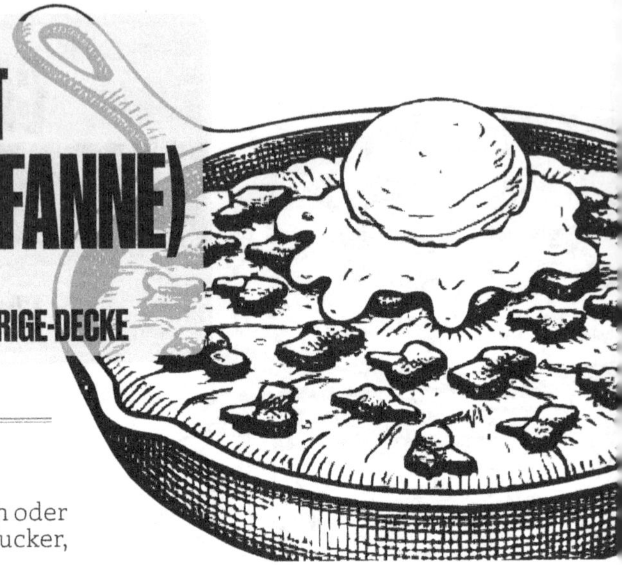

HEISSE FRÜCHTE, KNUSPRIGE-DECKE

AUF EINEN BLICK

- **Zeit:** 15 Min.
- **Utensilien:** 1 Pfanne
- **Basis Zutaten:** Obst (frisch oder Dose), Mehl, Butter, Zucker, Haferflocken

WÄHLEN SIE IHREN WEG

TRADITIONELL	VEGETARISCH	VEGAN
(Butter)	*(Nuss)*	*(Kokos)*
Apfel - Zimt	***Birne - Walnuss***	***Pfirsich - Kokos***
• 2 Äpfel • Butterstreusel	• 2 Birnen (weich) • Walnüsse in Streusel	• Dosenpfirsiche • Kokosöl - Streusel

ZUBEREITUNG:

1. • **Streusel:** Verkneten Sie in einer Tasse 2 EL Mehl, 2 EL Haferflocken, 2 EL Zucker und 2 EL Butter/Öl mit den Fingern zu Bröseln.
2. • **Obst:** Geben Sie das Obst in die Pfanne. (Harte Äpfel mit einem Schluck Wasser erst 5 Min. weich dünsten).
3. • **Topping:** Verteilen Sie die Streusel über dem Obst.
4. • **Löffeln:** Deckel drauf! Bei kleiner Hitze ca. 10 Min. garen, bis das Obst blubbert und die Streusel fest werden. (Ohne Deckel knuspern die Streusel nicht so gut durch, alternativ Streusel separat anrösten und drüberstreuen).

HERMANN BROS.™ TIPP

Die "Deconstructed" Methode: Erst die Streusel in der Pfanne knusprig rösten, herausnehmen, dann das Obst dünsten. Streusel darüber, fertig!

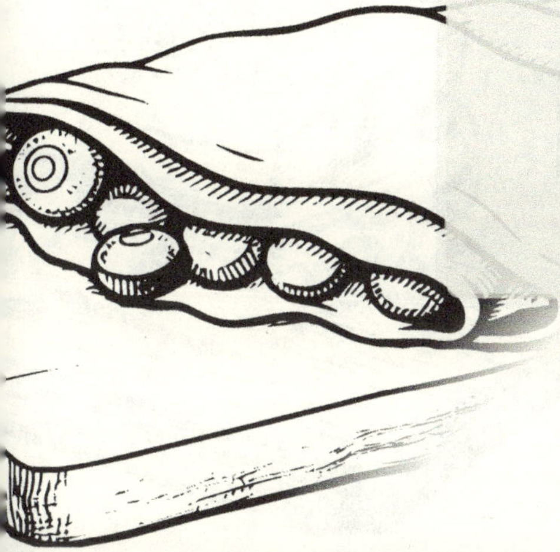

URLAUBS CRÊPES

DÜNN & EDEL

AUF EINEN BLICK

- **Zeit:** 15 Min.
- **Utensilien:** Beschichtete Pfanne
- **Basis Zutaten:** 1 Tasse Mehl, 1 Ei, 1,5 Tassen Milch/Wasser (Teig muss flüssig sein), Pr. Salz

WÄHLEN SIE IHREN WEG

TRADITIONELL
(Suzette)

Orangen - Butter

- Orangensaft
- Butter & Zucker
- (Grand Marnier opt.)

VEGETARISCH
(Schoko)

Nutella - Banane

- Nuss - Nougat Creme
- Bananenscheiben

VEGAN
(Zimt)

Zimt - Zucker

- Hafermilch Teig
- Zimt & Zucker
- Apfelmus

ZUBEREITUNG:

1. • **Teig:** Alle Zutaten verquirlen. Der Teig sollte sehr flüssig sein (wie Sahne).

2. • **Backen:** Pfanne leicht fetten. Wenig Teig hineingeben und Pfanne schwenken, damit der Boden hauchdünn bedeckt ist.

3. • **Wenden:** Wenn sich der Rand löst, wenden.

4. • **Füllen:** *Suzette*: Crepe falten. In der Pfanne Butter, Zucker und Orangensaft karamelisieren, Crepe darin baden.
   • *Schoko:* Noch in der Pfanne bestreichen, falten, warm servieren.

HERMANN BROS.™ TIPP

Eine leere Plastikflasche eignet sich perfekt als "Shaker" für den Teig. Zutaten rein, schütteln, direkt in die Pfanne gießen. Kein Schmutzgeschirr!

NUSS-NOUGAT "FRENCH TOAST"

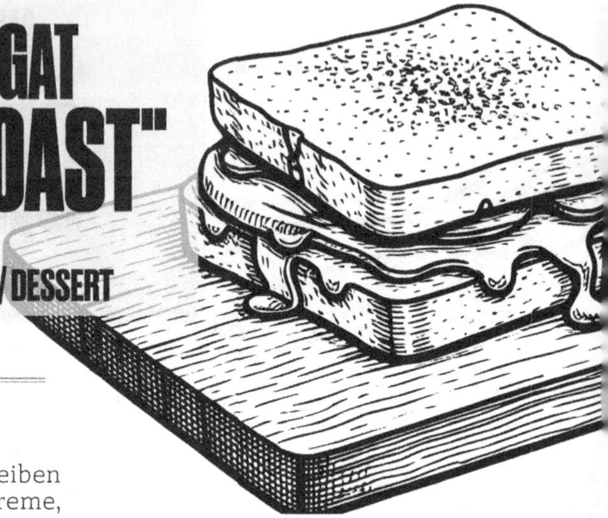

SÜNDE ZUM FRÜHSTÜCK / DESSERT

AUF EINEN BLICK

- **Zeit:** 8 Min.
- **Utensilien:** 1 Pfanne
- **Basis Zutaten:** 2 Scheiben Toast, Nuss-Nougat-Creme, Butter

WÄHLEN SIE IHREN WEG

TRADITIONELL	VEGETARISCH	VEGAN
(Ei)	*(Frucht)*	*(Erdnuss)*
Armer Ritter Style	***Banane - Schoko***	***Snickers Style***
• Sandwich in Ei / Milch tunken	• Bananenscheiben innen	• Erdnussbutter & Schoko
• Dann braten	• Nur Butter außen	• In Öl braten

ZUBEREITUNG:

1. • **Schmieren:** Bestreichen Sie eine Toastscheibe dick mit Schokocreme (und belegen Sie sie evtl. mit Bananen). Deckel drauf.

2. • **Kruste:** In der Pfanne rundherum goldbraun braten. Herausnehmen.

3. • **Tunken:** *Traditionell:* Sandwich kurz durch verquirltes Ei ziehen.
   • *Einfach:*Außenseiten mit Butter bestreichen.

4. • **Braten:** In der Pfanne bei mittlerer Hitze braten, bis die Schokolade innen flüssig ist und das Brot außen braun.

HERMANN BROS.™ TIPP

Vorsicht beim Reinbeißen - die heisse Schokolade ist wie Lava! Kurz abkühlen lassen.

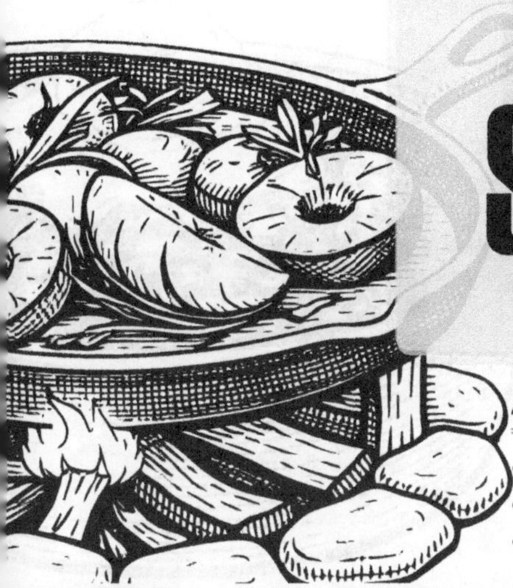

GEGRILLTES STEINOBST

SÜSSE AUS DER HITZE

AUF EINEN BLICK

- **Zeit:** 10 Min.
- **Utensilien:** 1 Pfanne
- **Basis Zutaten:** 2-3 Pfirsiche / Nektarinen, Süßungsmittel, Fett

WÄHLEN SIE IHREN WEG

TRADITIONELL	VEGETARISCH	VEGAN
(Honig)	*(Joghurt)*	*(Ahorn)*
Honig - Butter	***Pfirsich-Melba Art***	***Ahorn - Thymian***
• Butterflocke	• Weiße Schokolade	• Kokosöl
• Honig	• Frische Erdbeeren (zum Dippen)	• Ahornsirup
• Prise Salz		• Frischer Thymian

ZUBEREITUNG:

1. • **Vorbereitung:** Früchte halbieren und Kern entfernen.
2. • **Braten:** Fett in der Pfanne erhitzen. Früchte mit der Schnittfläche nach unten hineinlegen.
3. • **Karamellisieren:** Ca. 4-5 Min. braten, bis die Schnittfläche braun und karamellisiert ist.
4. • **Finish:** Wenden, kurz ziehen lassen.
   - Traditionell: Honig und Butter über die Früchte geben und kurz karamellisieren lassen.
   - *Veggie:* Mit einem Klecks kaltem Joghurt servieren (Heiß-Kalt-Kontrast).

HERMANN BROS.™ TIPP

Eine Prise grobes Meersalz auf der süßen Frucht ist der Geheimtipp für eine Geschmacksexplosion.

WALDBEEREN GRÜTZE

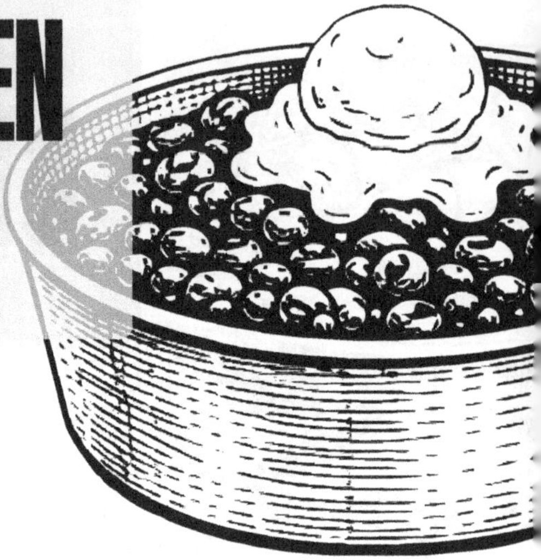

DER FRUCHTIGE ABSCHLUSS

AUF EINEN BLICK

- **Zeit:** 10 Min.
- **Utensilien:** 1 Topf
- **Basis Zutaten:** 2 Tassen Beeren (Mix), 1 EL Speisestärke (oder Vanillepuddingpulver)

WÄHLEN SIE IHREN WEG

TRADITIONELL
(Sahne)
Sahne - Wölkchen
- Sprühsahne oder
- Schlagrahm

VEGETARISCH
(Vanille)
Vanillesoße
- Fertige Vanillesoße
- Oder Vanilleeis

VEGAN
(Chia)
Chia - Bindung
- 2 EL Chiasamen (statt Stärke)
- Kokosmilch

ZUBEREITUNG:

1. • **Kochen:** Beeren mit kleinem Schluck Wasser und dem Zucker imt Topf aufkochen.

2. • **Binden:** *Traditionell:* Stärke mit 1 EL kaltem Wasser glatt rühren, in die kochenden Beeren geben. Einmal aufblubbern lassen, bis es andickt.
   • *Vegan:* Chiasamen einrühren und 5 Min/ quellen lassen (bindet ohne Kochen).

3. • **Servieren:** Warm oder kalt mit Sahne oder Soße.

HERMANN BROS.™ TIPP

Geben Sie einen Zweig frische Minze oder Rosmarin beim Kochen dazu und entfernen Sie ihn vor dem Essen. Das gibt Frische!

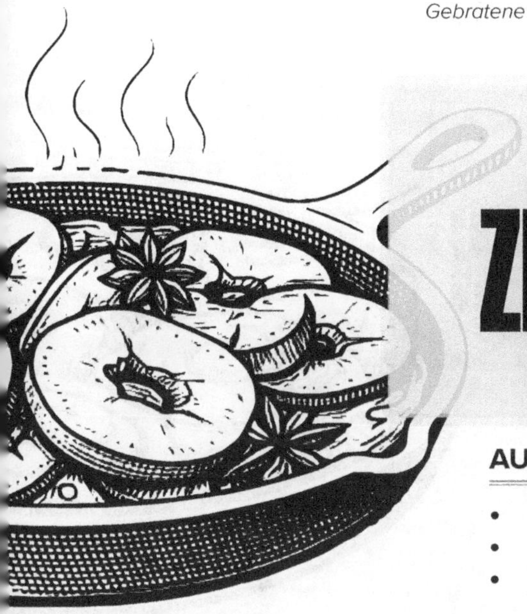

GEBRATENE ZIMT-ÄPFEL

APFELKUCHEN OHNE TEIG

AUF EINEN BLICK

- **Zeit:** 10 Min.
- **Utensilien:** 1 Pfanne
- **Basis Zutaten:** 2 Äpfel, Zimt, Zucker, Fett

WÄHLEN SIE IHREN WEG

TRADITIONELL	**VEGETARISCH**	**VEGAN**
(Butter)	*(Nuss)*	*(Rosine)*
Butter - Zimt	***Walnuss - Crunch***	***Bratapfel - Style***
• Viel Butter • Brauner Zucker	• Gehackte Walnüsse • Quark dazu	• Kokosöl • Rosinen • Schuss Rum (optional)

ZUBEREITUNG:

1. • **Schneiden:** Äpfel entkernen und in die Spalten schneiden (Schale kann dranbleiben).
2. • **Braten:** Fett in der Pfanne erhitzen. Äpfel hineingeben
3. • **Würzen:** Zucker und reichlich Zimt darüberstreuen.
4. • **Garen:** Bei mittlerer Hitze ca. 8 Min. braten, bis die Äpfel weich sind und der Zucker karamellisiert ist.
   • *Vegan:* Rosinen mitbraten.

HERMANN BROS.™ TIPP

Löschen Sie die Äpfel am Ende mit einem Schluck Wasser / Apfelsaft ab, um den Karamell vom Pfannenboden zu lösen - das gibt eine tolle Soße.

PFANNEN ZIMTSCHNECKEN

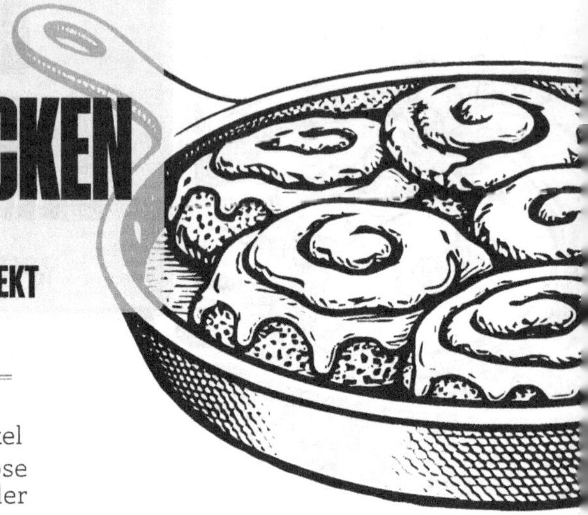

BACKEN MIT DECKELEFFEKT

AUF EINEN BLICK

- **Zeit:** 20 Min.
- **Utensilien:** 1 Pfanne mit Deckel
- **Basis Zutaten:** 1 Dose Fertig-Zimtschnecken (oder Croissant mit Zimt/Zucker)

WÄHLEN SIE IHREN WEG

TRADITIONELL	VEGETARISCH	VEGAN
(Glasur)	*(Nuss)*	*(Ahorn)*
Classic Icing	***Pecan Sticky Buns***	***Maple Glaze***
• Beiliegender Zuckerguss • Butter für Pfanne	• Pekannüsse (unten rein) • Honig	• Veganer Teig (checken!) • Ahornsirup • Öl

ZUBEREITUNG:

1. • <u>**Vorbereitung:**</u> Pfanne fetten.
   • *Veggie:* Nüsse und Honig zuerst auf den Pfannenboden geben (beschichtete Pfanne).
2. • <u>**Einlegen:**</u> Die Teigschnecken mit etwas Abstand in die Pfanne legen.
3. • <u>**Backen:**</u> Deckel drauf! Auf kleinster Flamme ca. 10-12 Min. backen. Der Teig geht auf.
4. • <u>**Wenden:**</u> Wenn unten braun und oben fast fest: Vorsichtig wenden und noch 3-4 Min. von der anderen Seite backen.
5. • <u>**Glasur:**</u> Vom Feuer nehmen und Glasur/Sirup drübergeben.

HERMANN BROS.™ TIPP

Der Deckel erzeugt einen Mini-Ofen-Effekt – der Dampf hält die Schnecken saftig, während der Boden knusprig wird. Den Deckel nicht zu früh lüften!

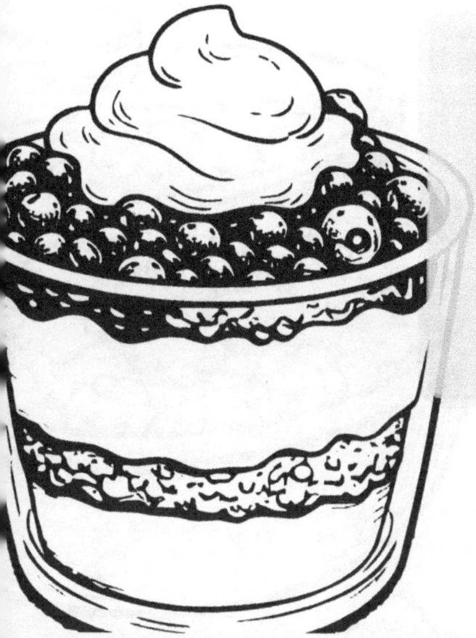

CHEESECAKE IM BECHER

DER DECONSTRUCTED KUCHEN

AUF EINEN BLICK

- **Zeit:** 10 Min.
- **Utensilien:** Becher, oder Schüsseln
- **Basis Zutaten:** Frischkäse, Kekse, Zitrone, Zucker

WÄHLEN SIE IHREN WEG

TRADITIONELL	VEGETARISCH	VEGAN
(Original)	*(Beere)*	*(Seidentofu)*
Lemon Cheesecake	***Berry Swirl***	***Lime - Coco***
• Doppelrahm-frischkäse • Butterkekse • Zitronenabrieb	• Marmelade (als Swirl) • Vollkornkekse	• Veganer Frischkäse • Haferkekse • Limette

ZUBEREITUNG:

1. • **Boden:** Kekse in einem Beutel zerbröseln. In die Becher füllen.

2. • **Creme:** Frischkäse mit Zucker und Zitronensaft/-schale cremig rühren.
   • *Vegan:* Veganen Frischkäse oder Seidentofu nutzen.

3. • **Schichten:** Creme auf die Kekse geben.

4. • **Topping:** *Veggie:* Marmelade als Klecks oben drauf.
   • *Traditionell:* Noch mehr Keksbrösel.

HERMANN BROS.™ TIPP

Eine Prise Salz in der Creme hebt den Käsekuchen-Geschmack auf ein neues Level.

POPCORN DELUXE

DAS KINO UNTERM STERNENZELT

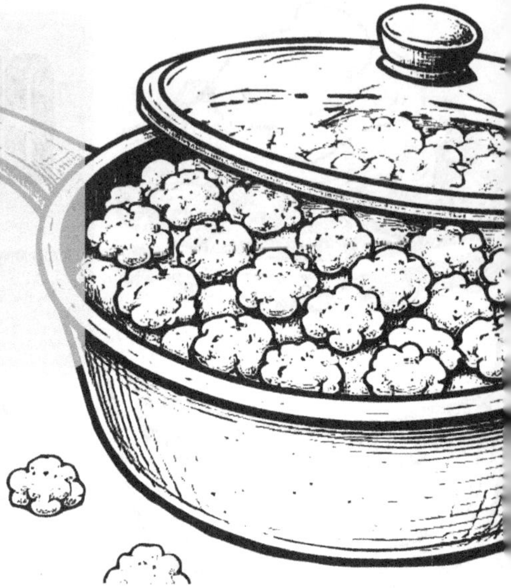

AUF EINEN BLICK

- **Zeit:** 5 Min.
- **Utensilien:** 1 Topf mit Deckel!
- **Basis Zutaten:** Popcorn-Mais, Öl (hoch erhitzbar)

WÄHLEN SIE IHREN WEG

TRADITIONELL	VEGETARISCH	VEGAN
(Süß)	*(salzig)*	*(würzig)*
Zucker & Butter	***Parmesan-Rosmarin***	***Paprika - Chilli***
• Viel Zucker • Flüssige Butter (am Ende)	• Geriebener Parmesan • Fein gehackter Rosmarin	• Räucherpaprika • Salz & Chilli • Olivenöl

ZUBEREITUNG:

1. • **Test:** Boden des Topfes mit Öl bedecken, 3 Maiskörner hineingeben. Erhitzen. Wenn sie poppen, ist das Öl heiß genug.

2. • **Mais rein:** Den Boden des Topfes mit einer Schicht Maiskörner bedecken (nicht mehr!). Zucker jetzt schon dazugeben (für Karamell) oder erst am Ende.

3. • **Poppen:** Deckel drauf. Topf immer wieder rütteln, damit nichts anbrennt. Vom Feuer nehmen, wenn das "Ploppen" seltener wird.

4. • **Würzen:** Sofort in eine Schüssel geben und mit Butter/Gewürzen mischen, solange es heiß ist.

HERMANN BROS.™ TIPP

Vorsicht mit Zucker im Topf; er wird extrem heiß und kann als schwarze Kruste enden. Die sichere Variante: Popcorn salzig poppen und danach süßen.

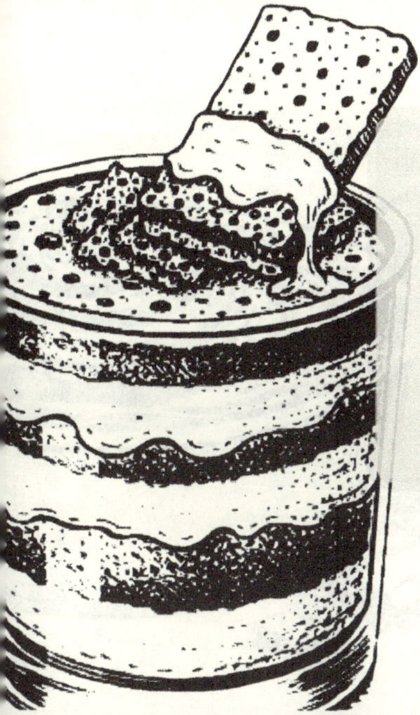

REISE TIRAMISU

ITALIENISCHES FLAIR (NO BAKE)

AUF EINEN BLICK

- **Zeit:** 10 Min.
- **Utensilien:** Tasse oder Glas
- **Basis Zutaten:** Starker Kaffee/ Espresso, Kekse (Löffelbiskuits oder Butterkekse)

WÄHLEN SIE IHREN WEG

TRADITIONELL	VEGETARISCH	VEGAN
(Mascarpone)	*(Joghurt)*	*(Seidentofu)*
Das Original	***Leichte Variante***	***Creme - Dessert***
• Mascarpone (klein) • Zucker • Kakao	• Griechischer Joghurt • Honig • Kakao	• Vanille - Pudding (Soja) • Oder Seidentofu-creme

ZUBEREITUNG:

1. • **Creme:** Mascarpone/Joghurt mit Zucker/Honig süß abschmecken.
2. • **Tauchen:** Kekse kurz in den kalten Kaffee tunken (nicht aufweichen lassen!).
3. • **Schichten:** In den Becher schichten: Keks, Creme, Keks, Creme.
4. • **Finish:** Mit Kakaopulver bestäuben. Wenn möglich, 30 Min. kühl stellen (zieht durch).

HERMANN BROS.™ TIPP

Ein Schuss Amaretto oder Rum im Kaffe macht dieses Dessert zum perfekten "Betthupferl" für Erwachsene.

WARMER SCHOKO-PUDDING

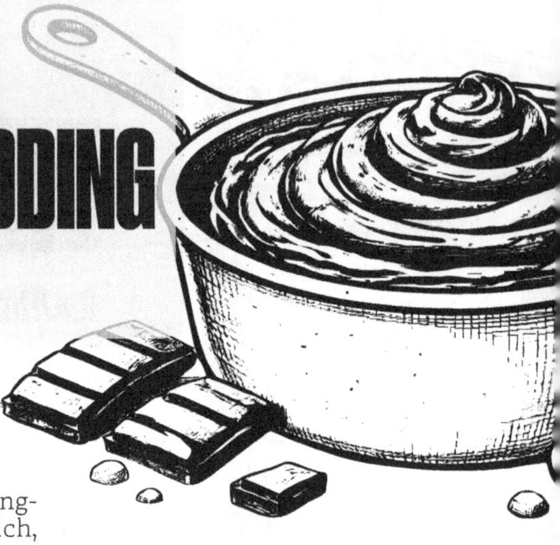

FLÜSSIGES GLÜCK

AUF EINEN BLICK

- **Zeit:** 10 Min.
- **Utensilien:** 1 Topf
- **Basis Zutaten:** 1 Pck. Puddingpulver (Schoko), 500ml Milch, 2 EL Zucker

WÄHLEN SIE IHREN WEG

TRADITIONELL	VEGETARISCH	VEGAN
(Milch)	*(Halloumi)*	*(Wasser / Hafer)*
Klassik	***Haselnuss - Crunch***	***Darc Choco***
• Vollmilch • Sahne - Topping	• Milch • Gehackte Haselnüsse	• Hafermilch (oder Wasser - Pulver) • Zartbitterschokolade

ZUBEREITUNG:

1. • **Anrühren:** Rühren Sie das Pulver und den Zucker mit 5 EL der kalten Milch in einer Tasse glatt.
2. • **Kochen:** Kochen Sie die restliche Milch im Topf auf.
3. • **Bindung:** Topf vom Feuer nehmen. Angerührtes Pulver einrühren.
4. • **Finish:** Noch einmal kurz aufkochen (mind. 1 Minute rühren), bis es dick wird.
   • Vegan: Rühren Sie ein Stück echte Schokolade unter, um den Wassergeschmack zu überdecken, falls Sie keine Pflanzenmilch haben.

HERMANN BROS.™ TIPP

Geben Sie eine Prise Chili oder Zimt in den Schokopudding - das wärmt doppelt von innen!

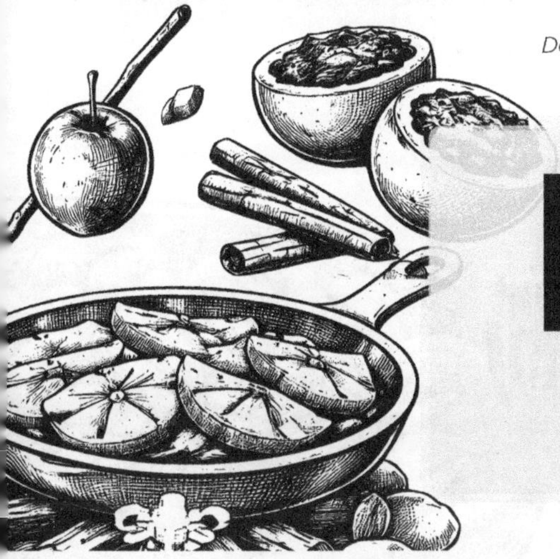

DESSERT HACKS

Keine Töpfe, kein Abwasch. Diese Desserts nutzen Früchte als Kochgeschirr.

BROWNIE IN DER ORANGE (VEGAN MÖGLICH)

Zutaten

- 1 Orange
- Brownie Teig (Fertigmischung oder selbstgemacht)

Zubereitung:

- Schneiden Sie den "Deckel" der Orange ab. Löffeln Sie das Fruchtfleisch heraus (essen!).
- Füllen Sie den Browie-Teig hinein (nur 3/4 voll). Deckel wieder drauf. In Alufolie in die Glut stellen (ca. 15-20 Min).
- Effekt: Der Kuchen bekommt ein feines orangenaroma und bleibt saftig.

BRATAPFEL AM STOCK (VEGAN)

Zutaten

- 1 Apfel
- Zucker
- Zimt

Zubereitung:

- Ganzen Apfel auf einen stabilen Stock spießen. Über das Feuer halten, bis die Schale aufplatzt und brutzelt.
- In Zucker & Zimt wälzen und abbeißen (Vorsicht heiß!).

ANANAS AM STOCK (VEGAN)

Zutaten

- Frische Ananas
- Ahornsirup
- Chili

Zubereitung:

- Ananas in die dicke Scheiben schneiden.
- In der Pfanne oder auf dem Rost grillen, bis sie braune Streifen hat.
- Mit Sirup und einer Prise Chili beträufeln.

GERÖSTETER NUSS-MIX (WARM)

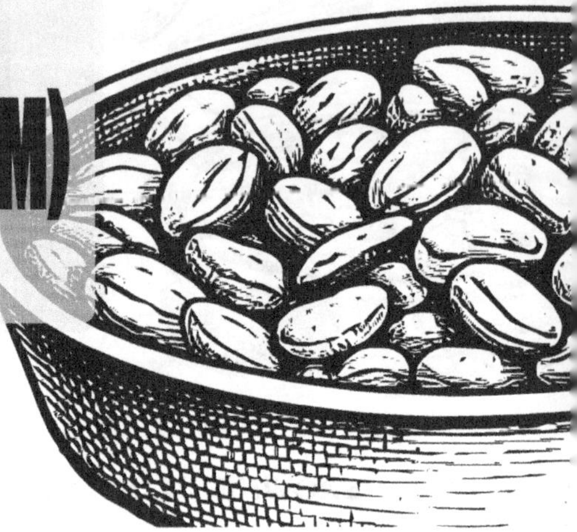

DER EDLE ABEND-SNACK

AUF EINEN BLICK

- **Zeit:** 5 Min.
- **Utensilien:** 1 Pfanne
- **Basis Zutaten:** Nussmischung (ungesalzen), Gewürze

WÄHLEN SIE IHREN WEG

TRADITIONELL	VEGETARISCH	VEGAN
(Rosmarin)	*(Joghurt)*	*(Curry)*
Rosmarin - Meersalz	***Honig - Salz***	***Curry - Chilli***
• Frischer Rosmarin	• Honig	• Currypulver
• Grobes Salz	• Prise Salz	• Chiliflocken
• Butter	• Zimt (Hauch)	• Olivenöl

ZUBEREITUNG:

1. • **Rösten:** Nüsse (Mandeln, Cashews, Walnüsse) in der trockenen Pfanne anrösten, bis sie duften. Ständig bewegen, sie verbrennen schnell.

2. • **Würzen:** *Herzhaft:* Öl/Butter und Kräuter/Gewürze dazugeben, gut schwenken.
   • *Süß:* Honig darüberträufeln, kurz karamelisieren lassen, dann Salz dazu.

3. • **Servieren:** Sofort warm aus der Pfanne essen oder in einer Papiertüte servieren.

HERMANN BROS.™ TIPP

Machen Sie gleich die doppelte Menge. Abgekühlt sind diese Nüsse das perfekte Proviant für den nächsten Wandertag.

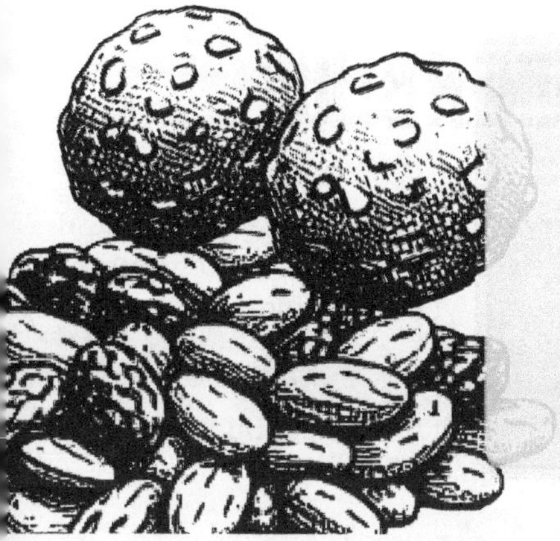

SNACKS FÜR DEN WEG

Wenn der Weg lang ist, muss der Snack stark sein.

ENERGY BALLS (KEIN BACKEN - VEGAN)

Zutaten

- 1 Tasse Haferflocken
- 1/2 Tasse Erdnussbutter
- 1/3 Tasse Honig / Ahornsirup
- Prise Salz

Zubereitung:

- Alles in der Schüssel verkneten.
- Zu tischtennisgroßen Kugeln formen.

Haltbarkeit:

- Hält sich auch bei Wärme gut, wenn keine Schokolade dabei ist.

HERMANN BROS.™ TRAIL MIX (VEGAN)

Zutaten

- Walnüsse, Mandeln
- Rosinen
- dunkle Schokolade
- Kürbiskerne

Zubereitung:

- Einfach in einem Zip-Beutel mischen. Dunkle Schokolade schmilzt weniger schnell als Milchschokolade.

GEFÜLLTE DATTELN (VEGAN / VEGGIE)

Zutaten

- Datteln (Medjool)
- Walnusskerne oder Mandelmus
- Käse (Parmesan oder Ziegenkäse)

Zubereitung:

- Dattel entkernen
- Einen Walnusskern oder einen Klecks Mus hineinstecken
- Veggie (herzhaft): Datteln mit Käse befüllen.

DIE ZITATE - AUF EINEN BLICK

∞

Hier handelt es sich um eine direkte Wortwiedergabe aus den genannten Quellen. In diesem Anhang finden Sie alle Zitate chronologisch nach Author sortiert und in der Reihenfolge wie sie in diesem Werk erscheinen.

Bedeutung der Buchstaben und Zahlen:

Aristoteles: Der Buchstabe 'M' steht für die seine Buchreihe = *'Metaphysik'*, die Reihe Metaphysik umfasst gesamt 14 Bände.

'**Q**' steht für Quelle und gibt unmittelbar am Zitat an, aus welcher Schrift es stammt.
Die Zahl nach dem Q. also '1' = sie gibt die genaue Quelle wieder, welche sich im Anhang in gesamter Form wiederfindet.

Beispiel: **M 13.6** (M13= Metaphysik Buch 13 + .6= In diesem Buch das 6. Kapitel)
1. Timotheus, 4.4, LU, Q2 (1.Author + 4.4 = Zahlen stehen für Kapitel und Fers im genannten Kapitel, LU = Lutherbibel, Q.2 = Die Quelle 2 Im Anhang)

Die Lutherbibel umfasst gesamt das alte und neue Testament.

1. Korinther, 10.17, LU, Q.2 ... **S. 2**	*"Denn ein Brot ist's. So sind wir, die vielen, ein Leib, weil wir alle an einem Brot teilhaben."*
Prediger, 9.7, LU, Q.2 ... **S. 3**	*"So geh hin und iss dein Brot mit Freuden, trink deinen Wein mit gutem Mut; denn dein Tun hat Gott schon längst gefallen."*
Johannes, 6.51, LU, Q.2 ... **S. 3**	*"Ich bin das lebendige Brot, das vom Himmel gekommen ist. Wer von diesem Brot isst, der wird leben in Ewigkeit. Und das Brot, das ich geben werde, ist mein Fleisch – für das Leben der Welt."*
Johannes, 6.57, LU, Q.2 ... **S. 11**	*"Wie mich gesandt hat der lebendige Vater und ich lebe um des Vaters Willen, so wird auch, wer mich isst, leben um meinetwillen. Dies ist das Brot, das vom Himmel gekommen ist."*
Sprüche, 9.4, LU, Q.2 ... **S. 16**	*"Wer noch unverständig ist, der kehre hier ein!" und zum Toren spricht sie: Kommt, esst von meinem Brot und trinkt von meinem Wein, den ich gemischt habe! Verlasst die Torheit, so werdet ihr leben, und geht auf dem Wege der Klugheit."*
Matthäus, 13.33, LU, Q.2 ... **S. 17**	*"Das Himmelreich gleicht einem Sauerteig, den eine Frau nahm und unter drei Scheffel Mehl mengte, bis es ganz durchsäuert war."*
Sprüche, 9.4, LU, Q.2 ... **S. 18**	*"Der Weisheit Anfang ist die Furcht des HERRN, und den Heiligen erkennen, das ist Verstand."*

"Der Bauch isst alles; doch die eine Speise ist besser als die andre. Wie die Zunge das Wildbret schmeckt, so erkennt ein verständiges Herz die falschen Worte."	**Sirach,** 36.20, LU, Q.2 . . . **S. 21**
"Trinke nicht mehr nur Wasser, sondern nimm ein wenig Wein dazu um des Magens willen und weil du oft krank bist."	**1. Timotheus,** 5.23, LU, Q.2 . . . **S. 24**
"Sowie man Reh oder Hirsch isst, darfst du es essen; der Reine wie der Unreine dürfen's beide essen. Allein achte darauf, dass du das Blut nicht isst; denn das Blut ist das Leben; darum sollst du nicht zugleich mit dem Fleisch das Leben essen, sondern du sollst das Blut auf die Erde gießen wie Wasser und sollst es nicht essen, auf dass dir's wohlgehe und deinen Kindern nach dir, weil du tust, was recht ist vor dem HERRN."	**5. Mose,** 12.22, LU, Q.2 . . . **S. 26**
"Denn Gott hat uns nicht gegeben den Geist der Furcht, sondern der Kraft und der Liebe und der Besonnenheit."	**1. Timotheus,** 1.7, LU, Q.2 . . . **S. 31**
"Da machte Gott der Herr den Menschen aus Staub von der Erde und blies ihm den Oden des Lebens in seine Nase. Und so ward der Mensch ein lebendiges Wesen."	**1. Mose,** 2.7, LU, Q.2 . . . **S. 35**
"Denn alles, was Gott geschaffen hat, ist gut, und nichts ist verwerflich, was mit Danksagung empfangen wird; denn es wird geheiligt durch das Wort Gottes und Gebet."	**2. Timotheus,** 4.4, LU, Q.2 . . . **S. 37**
"Denn das Reich Gottes ist nicht Essen und Trinken, sondern Gerechtigkeit und Friede und Freude im Heiligen Geist."	**Römer,** 14.17, LU, Q.2 . . . **S. 46**
"Er ist offenbart im Fleisch, gerechtfertigt im Geist, erschienen den Engeln, gepredigt den Heiden, geglaubt in der Welt, aufgenommen in die Herrlichkeit."	**1. Timotheus,** 3.16 a-d, LU, Q.2 . . . **S. 47**
"Wir denken an die Fische, die wir in Ägypten umsonst aßen, und an die Kürbisse, die Melonen, den Lauch, die Zwiebeln und den Knoblauch. Nun aber ist unsere Seele matt, denn unsere Augen sehen nichts als das Manna."	**Mose,** 11.4-6, LU, Q.2 . . . **S. 50**
"Im Schweiße deines Angesichts sollst du dein Brot essen, bis du wieder zu Erde wirst, davon du genommen bist. Denn Staub bist du und zum Staub kehrst du zurück."	**1. Mose,** 3.19, LU, Q.2 . . . **S. 52**
"Er bestimmte, dass alles Fleisch ihn fürchten sollte, und gab den Menschen die Herrschaft über Tiere und Vögel."	**Sirach,** 17.4, LU, Q.2 . . . **S. 60**
"Er hat dich vor Feuer und Wasser gestellt: Wähle, was du willst! Der Mensch hat vor sich Leben und Tod; was er wählt, wird ihm gegeben werden."	**Sirach,** 15.6-17, LU, Q.2 . . . **S. 74**
"Auch dass ein jeder Mensch isst und trinkt und das Gute genießt bei all seiner Mühe — das ist eine Gabe Gottes."	**Prediger,** 3.13, Schlachter 2000 . . . **Cover-Zitat**

Aristoteles, M 11.8, S.333, Q.1 ... **S. 4**	*"Wenn also der Zufall oder die Spontaneität Ursache des Himmels sein sollten, so würden doch primär Geist und Natur ursächlich sein."*
Aristoteles, M 12.3, S.354, Q.1 ... **S. 4**	*"Denn der Mensch zeugt einen Menschen, der Einzelne den Einzelnen. In gleicher Weise verhält es sich auch bei den Kunstfertigkeiten; denn die Arztkunst ist die Bestimmung der Gesundheit."*
Aristoteles, M 11.11, S.341, Q.1 ... **S. 7**	*"Die Formen, die Eigenschaften und der Ort, auf die hin das Bewegte bewegt wird, sind unbeweglich, wie etwa Wissenschaft und Wärme; nicht die Wärme ist Bewegung, sondern die Erwärmung."*
Aristoteles, M 12.4, S.356, Q.1 ... **S. 8**	*"Denn die Heilkunst ist in gewissem Sinne Gesundheit und die Baukunst Form des Hauses, und der Mensch erzeugt den Menschen."*
Aristoteles, M 11.10, S.339, Q 1 ... **S. 9**	*"...denn alles verändert sich aus einem Gegensatz heraus, wie etwa aus Warmem Kaltes."*
Aristoteles, M 5.12, S.146, Q.1 ... **S. 11**	*"...so ist etwa die Baukunst eine Möglichkeit, die in dem Gebauten nicht vorhanden ist, aber die Heilkunst, die auch eine Möglichkeit ist, kann zwar im Geheilten vorhanden sein, doch nicht, sofern er geheilt ist."*
Aristoteles, M 11.11, S.343, Q.1 ... **S. 17**	*"Doch auch Vergehen ist nicht Bewegung. Denn der Gegensatz von Bewegung ist entweder eine andere Bewegung oder Ruhe. Vergehen aber ist der Gegensatz von Entstehung."*
Aristoteles, M 12.3, S.353, Q.1 ... **S. 19**	*"Daher meinte Platon durchaus nicht unangemessen, dass es ebenso viele Formen gebe wie natürliche Dinge, wenn es nämlich überhaupt Formen gibt, aber nicht von diesen Dingen wie Feuer, Fleisch und Kopf. All diese Dinge sind nämlich Materie, und die letzte Materie gehört zur Substanz im vollsten Sinne."*
Aristoteles, M 7.11, S.215, Q .1 ... **S. 22**	*"Es ist aber auch klar, dass die Seele die primäre Substanz ist, der Körper dagegen Materie. Der Mensch aber oder das Tier ist das aus beiden im Sinne des Allgemeinen Zusammengesetzte."*
Aristoteles, M 8.10, S.421, Q.1 ... **S. 28**	*"Denn die Wissenschaft ebenso wie das Wissen wird in zweifacher Weise beschrieben: einerseits der Möglichkeit nach, andererseits der Aktualität nach... sieht der Gesichtssinn auch die allgemeine Farbe, weil eben diese Farbe, die er sieht, Farbe ist; und so ist auch dieses A, das der Grammatiker sieht, ein A."*
Aristoteles, M 14.5, S.441, Q.1 ... **S. 30**	*"...und der Denkende würde gesondert das Eine und die Menge denken. Die Zahl würde also das Folgende sein: die Eins und die Menge oder das Eine und das Ungleiche."*
Aristoteles, M 7.10, S.208, Q.1 ... **S. 30**	*"Deshalb enthält auch die Bestimmung des Kreises nicht die seiner Segmente, wohl aber die Bestimmung der Silbe die der Buchstaben. Denn die Buchstaben sind Teile der Bestimmung der Form der Silbe, nicht ihre Materie, aber die Segmente sind Teile so wie eine Materie, an der eine Form auftritt."*

"So kommen auch dem Lebewesen spezifische Eigenschaften zu, insofern es weiblich oder insofern es männlich ist, und doch gibt es kein Weibliches und Männliches abgetrennt von den Tieren. Dies gilt ebenso auch von den Längen und Flächen, insofern sie nur Längen und insofern sie nur Flächen sind."	**Aristoteles,** M 13.3, S.386, Q.1 ... **S. 34**
"Denn unter den Naturphilosophen hatte nur Demokrit diese Angelegenheit ein wenig berührt und auf gewisse Weise das Warme und das Kalte definiert. Zuvor hatten die Pythagoreer einige wenige Gegenstände untersucht, deren Bestimmungen sie auf Zahlen zurückführten – wie etwa, was der rechte Augenblick oder das Gerechte oder die Ehe sei."	**Aristoteles,** M 13.4, S.389, Q.1 ... **S. 36**
"Sokrates aber untersuchte auf vernünftige Weise das Was-es-ist, denn er suchte nach Beweisen, das Prinzip der Beweise aber ist das Was-es-ist."	**Aristoteles,** M 13.4, S.389, Q.1 ... **S. 36**
"Und sie führen alles auf die Zahlen zurück und behaupten, die Bestimmung der Linie sei die Bestimmung der jeweiligen Zwei. Und von denen, die behaupten, es gäbe Ideen, erklärten einige die Zwei als die Linie an sich, andere als die Form der Linie. Bei manchem nämlich sei die Form und das, dessen Form sie sei, identisch wie etwa die Zwei und die Form der Zwei, bei der Linie aber verhalte sich das nicht mehr so."	**Aristoteles,** M 7.11, S.214, Q.1 ... **S. 39**
"Die einen behaupten, dass es beide Arten von Zahlen gibt, und zwar die eine Art, die das Vorgeordnete und Nachgeordnete enthält, nämlich die Ideen, und die andere Art, nämlich die mathematische Zahl, neben den Ideen und den wahrnehmbaren Dingen."	**Aristoteles,** M 13.6, S.396, Q.1 ... **S. 40**
"Andere aber sagen, dass es allein die mathematische Zahl gib- das Vorgeordnete unter den Dingen, abgetrennt von den wahrnehmbaren Dingen."	**Aristoteles,** M 13.6, S.396, Q.1 ... **S. 40**
"Auch die Pythagoreer behaupten, es gebe nur eine Zahl, nämlich die mathematische, nur existiere sie nicht abgetrennt, sondern aus ihr bestünden die wahrnehmbaren Substanzen. Denn sie bauen den ganzen Himmel aus Zahlen auf, allerdings nicht aus einheitlichen Zahlen; sie nehmen vielmehr an, dass die Einsen Größe haben. Wie aber das vorgeordnete Eine dazu gekommen ist, Größe zu haben, darüber scheinen sie sich nicht im Klaren zu sein."	**Aristoteles,** M 13.6, S.396, Q.1 ... **S. 42**
"Denn es werde nicht jede Größe in Größen geteilt, noch ergäben alle beliebigen Einsen eine Zwei. Alle aber, die das Eine als Element und Prinzip der Dinge annehmen, betrachten die Zahlen als einheitliche, ausgenommen die Pythagoreer. Diese behaupten, wie schon vorher angemerkt, dass die Zahlen Größen haben."	**Aristoteles,** M 13.6, S.397, Q.1 ... **S. 43**
"Wie sollte man Winkel, Figuren und andere Dinge dieser Art erklären? Es folgt daraus dasselbe wie bei der Lehre von den Zahlen. Denn auch hier geht es um Eigenschaften der Größe, doch aus diesen entsteht nicht die Größe, ebenso wenig wie aus Geradem und Krummem die Länge oder aus Glattem und Rauem der Körper entsteht."	**Aristoteles,** M 13.9, S.413 ff., Q.1 ... **S. 44**

Aristoteles, M 12.8, S.370, Q.1 ... **S. 51**

"Dass es nur einen Himmel gibt ist offenkundig. Wenn es nämlich mehrere Himmel - wie Menschen - gäbe, so würde zwar das Prinzip eines jeden einzelnen Himmels der Form nach Eines sein, der Anzahl nach jedoch Vieles."

Aristoteles, M 10.10, S.306, Q.1 ... **S. 53**

"Notwendigerweise ist also das Vergängliche für jedes der vergänglichen Dinge entweder deren Substanz oder in deren Substanz enthalten. Dasselbe Argument trifft auch auf das Unvergängliche zu; beides nämlich gehört zu dem, was mit Notwendigkeit besteht."

Aristoteles, M 10.10, S.306, Q.1 ... **S. 54**

"Das also, durch das und nach dem als Erstes das eine Ding vergänglich und das andere Ding unvergänglich ist, enthält eine Entgegensetzung, so dass sie der Gattung [Art] nach verschieden sein müssen. Daraus geht klar hervor, dass die Formen nicht derartig sein können, wie einige behaupten; denn dann würde der eine Mensch vergänglich sein, der andere Mensch aber unvergänglich."

Aristoteles, M 12.5, S.357, Q.1 ... **S. 72**

"So sind etwa Ursachen des Menschen seine Elemente, Feuer und Erde als Materie und die spezifische Form und ferner noch etwas anderes Äußeres - der Vater nämlich - und neben alledem die Sonne und ihre schiefe Kreisbahn."

Aristoteles, M 14.3, S.432, Q.1 ... **S. 83**

Denn jede Zahl bezeichnet ein Quantitatives; und die Eins, wenn sie nicht ein Maß ist, bezeichnet das dem Quantitativen nach Unteilbare.

Aristoteles, M 14.5, S.441, Q.1 ... **S. 86**

Vielleicht durch die Zusammensetzung wie die Silbe? Doch dafür muss bereits eine Lage der Elemente vorhanden sein, und der Denkende würde gesondert das Eine und die Menge denken. Die Zahl würde also das Folgende sein: die Eins und die Menge oder das Eine und das Ungleiche.

Aristoteles, M 14.5, S.441, Q.1 ... **S. 88**

Denn es sind auch hier die Prinzipien vollendet aus denen Lebewesen und Pflanzen hervorgehen. Der Mensch nämlich zeugt den Menschen, und nicht der Same ist das Erste.

Frege, S.185, Q.4 ... **S. 21**

Da also die Entscheidung im Nichtsinnlichen liegt, könnte ein Nichtsinnliches auch da, wo keine Sinneseindrücke mitwirken, uns aus der Innenwelt hinausführen und uns Gedanken fassen lassen.

Frege, S.161, Q.4 ... **S. 24**

"Daß die Sonne aufgegangen ist, ist kein Gegenstand, der Strahlen aussendet, die in mein Auge gelangen, ist kein sichtbares Ding wie die Sonne selbst. Daß die Sonne aufgegangen ist, wird auf Grund von Sinneseindrücken als wahr erkannt. Dennoch ist das Wahrsein keine sinnlich wahrnehmbare Eigenschaft."

Frege, S.51, Q.3 ... **S. 48**

"So dringen wir Schritt für Schritt in die innere Welt unserer Vorstellungen ein und bewegen uns darin nach Belieben, indem wir das Sinnliche selbst benutzen, um uns von seinem Zwange zu befreien. Die Zeichen sind für das Denken von derselben Bedeutung wie für die Schifffahrt die Erfindung, den Wind zu gebrauchen, um gegen den Wind zu segeln."

"Zwar haben alle Wissenschaften Wahrheit als Ziel; aber die Logik beschäftigt sich noch in ganz anderer Weise mit ihr. Sie verhält sich zur Wahrheit etwa so, wie die Physik zur Schwere oder zur Wärme. Wahrheiten zu entdecken, ist die Aufgabe aller Wissenschaften; der Logik kommt es zu, die Gesetzte des Wahrseins zu erkennen."	**Frege,** S.156, Q.4 ... **S. 48**
"Ganz dieselbe Scheinschwierigkeit erhebt sich schon bei der Sprache. Diese soll die Entwickelung der Vernunft möglich gemacht haben; aber wie konnte der Mensch die Sprache schaffen ohne Vernunft?"	**Frege,** S.57, Q.3 ... **S. 57**
"Der Gedanke gehört weder als Vorstellung meiner Innenwelt, noch auch der Außenwelt, der Welt der sinnlich wahrnehmbaren Dinge an."	**Frege,** S.184, Q.4 ... **S. 58**
"Getreide stellt weltweit eines der wichtigsten Grundnahrungsmittel dar und in seiner vollwertigen Form konnte es in Studien vielfältige positive Wirkungen auf die Gesundheit des Menschen zeigen. Durch seine hohe Nährstoffdichte, den Ballaststoffreichtum, die gute Lagerfähigkeit und die vielfältigen kulinarischen Einsatzmöglichkeiten bildet Vollkorngetreide einen wichtigen Bestandteil der Ernährung des Menschen."	**Rittenau,** S.261, Q.5 ... **S. 89**

LITERATUR

∞

Die zitierten Quellen (Q.) zum weiterlesen:

1. Reclam (2023). Aristoteles. Metaphysik. von Franz F. Schwarz (Hrsg.) Reclams Universal-Bibliothek Nr. 14289. Ditzingen: Philipp Reclam jun. Verlag 1970, 2023.
   ISBN: 978-3-15-014289-9

2. Lutherübersetzung rev. (2017). Die Bibel. Stuttgart: Deutsche Bibelgesellschaft 2016.
   ISBN: 978-3-438-03373-4

3. Reclam (2025). Gottlob Frege. Ueber die Wissenschaftliche Berechtigung einer Begriffsschrift (1882). von Uwe Voigt (Hrsg.). Reclams Universal-Bibliothek Nr. 14627. Ditzingen: Philipp Reclam jun. Verlag 2025.
   ISBN: 978-3-15-014627-9

4. Reclam (2025). Gottlob Frege. Der Gedanke (1918). von Uwe Voigt (Hrsg.). Reclams Universal-Bibliothek Nr. 14627. Ditzingen: Philipp Reclam jun. Verlag 2025.
   ISBN: 978-3-15-014627-9

5. Rittenau (2019). Niko Rittenau. Vegan - Klischee ade. Mainz: Ventil Verlag UG 2018.
   ISBN: 978-3-95575-096-1

NACHWORT

∞

Die *Hermann Bros.™* sind ihren Mitmenschen und der Natur zu tiefstem Dank verpflichtet. Nur eine intakte und gesunde Natur mit Herzlichkeit zueinander und Nächstenliebe kann eine vollkommen gelungene Reise verwirklichen.

Ein Beginn fängt immer bei einem selbst an, und das Kollektiv ist immer die scheinbare Gemeinschaft; jedoch sehen Sie eine Vision des subjektiven Geistes, einen Menschen in jedem Menschen.

Wir freuen uns, wenn Sie uns von Ihren Erfahrungen berichten, sei es in einem Campingabenteuer oder unterwegs zwischen kürzeren oder längeren Distanzen.

Ihre Art des Umgangs mit der Nahrung und die Aufrecht erhaltung gesunder körperlicher Tätigkeiten können jeden Menschen bereichern und seine Perspektive erweitern.

Wir bitten Sie um ein Feedback auf Amazon:

Ein kurzer Moment kann viel bewirken im Leben anderer. Lassen Sie Ihre Erfahrungen und Meinung zu Gunsten der Gemeinschaft und ihres Fortschritts und Wachstums einfließen.

Untenstehend finden Sie den ***QR-Code*** zum Scannen.

Ihre Reise – Erfahrungen liegen uns am Herzen!

Die *Hermann Bros.™* danken Ihnen herzlich!

Made in the USA
Coppell, TX
05 November 2026

11301602R00111